「看護の治療的コミュニケーションと心のケア」正誤表（初版第１刷）P65

（誤）

		母性	母	母・父	教師友人	父・母教師友人	妻友人	妻友人子	人類
VIII	遅い								統合性 対 絶望
VII	成人期							生殖性 対 沈滞	
VI	若い青年期						親密さ 対 孤立		
V	青年期					同一性 対 同一性拡散			
IV	学童期				生産性 対 劣等感				
III	幼児期			積極性 対 劣等生					
II	早期 幼児期		自律性 対 恥、疑惑						
I	乳児期	信頼 対 不信							
対人関係		母性	母	母・父	教師友人	父・母 教師 友人	妻友人	妻友人子	人類

発達段階と心理社会的危機

Erikson による生活周期の表（Erikson, E.H 岩瀬庸理訳『主体性―青年と危機』北望社、1969、p.117）を基に著者作成

（正）

		母性	母	母・父	教師友人	父・母教師友人	妻友人	妻友人子	人類
VIII	老年期								統合性 対 絶望
VII	成人期							生殖性 対 沈滞	
VI	前成人期						親密さ 対 孤立		
V	青年期					同一性 対 同一性拡散			
IV	学童期				生産性 対 劣等感				
III	遊戯期			積極性 対 劣等生					
II	幼児期 初期		自律性 対 恥、疑惑						
I	乳児期	信頼 対 不信							
対人関係		母性	母	母・父	教師友人	父・母 教師 友人	妻友人	妻友人子	人類

発達段階と心理社会的危機

Erikson による生活周期の表（Erikson, E.H 村瀬孝雄・近藤邦夫訳『ライフサイクル、その完結』みすず書房、2001、前田重治『図説臨床精神分析学』誠信書房、1985、p.110-113）を基に著者作成

看護の
治療的コミュニケーション
と心のケア

実践力を高めるワークブック

河村奈美子
星　美和子　編著

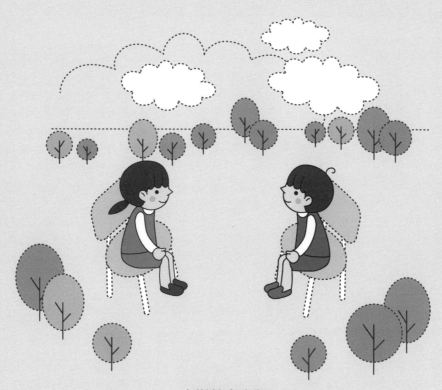

大学教育出版

はじめに

　このテキストは、皆さんと「看護における治療的コミュニケーションとは何か」を考え、自分に対する気づきのプロセスを経ながら、患者を理解し支援することについて学ぶために作りました。このテキストをもちいたコミュニケーションの学習が、精神看護学をはじめ看護のあらゆる分野においても想定されるこころのケアに繋げられるように、と考えています。

　看護を実践していく上で、看護過程を学ぶことと同様に実践を支えるための治療的コミュニケーションを学ぶことは、車の両輪を準備することと同じであるように思います。どのように相手に伝えたら治療的になるのか、どのように尋ねたら効果的であるのか、という問題は、看護援助の方向性を考え決定していく際に、看護実践を支える看護過程の一部を担ってます。

　このテキストではコミュニケーションの基本から、より実践的なコミュニケーション、看護のアセスメントを踏まえたコミュニケーションのロールプレイやシミュレーション演習までを紹介しています。内容は、大きく2部に構成しており、第1部では、患者−看護師におけるコミュニケーションの基本について、また、患者−看護師のコミュニケーションが治療的であることや技術を学習します。第2部では、患者に対するこころのケアについて、複雑な事例から患者の全体像を捉えたり、シナリオやシミュレーションを通して経験し振り返りながら、治療的コミュニケーションを踏まえた看護実践について学習をすすめます。

　テキスト全体は事例やシナリオを可能な限り含め、自身の考えや理解を書き込みながら一つ一つの学習を積み重ねていけるように構成しています。

　看護を学ぶ学生から、看護実践家まで、読むたびにさまざまなレベルで気づきや学びが得られるのではないかと思います。看護師や看護学生が遭遇しやすい事例を考え、悩みながら学びを深めていくプロセスをたどれるように作りました。患者の理解やコミュニケーションには、明確な一つの答えはありませんが、このテキストを使うことによって、患者−看護師関係について考え、看護師として自分を治療的に用いる力が養われることを願っております。

　2021年3月

河村奈美子

星　美和子

＊本書で紹介するすべての事例は、著者らの経験をもとにしたフィクションです。

看護の治療的コミュニケーションと心のケア
—— 実践力を高めるワークブック ——

目　次

付　　録

第 I 部
患者 ― 看護師におけるコミュニケーションの基本

第1章

患者 ― 看護師におけるコミュニケーション

この章の目的
1. コミュニケーションにおいて前提となる姿勢について理解できる。
2. 相手を理解するための営みについて理解できる。
3. 基本となるコミュニケーションと患者－看護師におけるコミュニケーションの違いについて理解できる。
4. 患者と看護師の関係について理解できる。

1. 看護実践とコミュニケーション

　看護学は実践の学問であると言われます。看護実践は、患者の安全や安楽を考え、患者が最大限に自然治癒力を発揮できるように、また患者が発達や成長できるための環境を提供するという看護の目的により行われます。そして、患者に対して行われるほぼ全ての看護実践にはコミュニケーションが必要になります。患者と目が合うこと、患者に触れること、患者に寄り添いこころを察しようとすることなど、その全てがコミュニケーションです。これらの看護師のコミュニケーションが治療的であることは、看護実践を進めていく際には欠かせないものでしょう。

　コミュニケーションが治療的か否か、効果的か否かについて、またその意味は、コミュニケーションの一つひとつの行為に付随しているものではありません。コミュニケーションの意図や目的と合わせてその行為に意味が付加されるのです。つまり、この言葉を使えば効果的だとか、この尋ね方をすると、効果的であるはずだなどというように、決められているものではありません。その患者を観察し、その状況を考え、看護の目的のもとに行われる行為や行動・発言が治療的になる可能性を持つのです。看護とは何かということをさまざまな形で学んできていることと思いますが、そこで学ぶ患者にとって重要と考えられる行動を看護実践として「どのように」行うのかということを学んでいきましょう。

　それでは、看護におけるコミュニケーションについて考えていきましょう。

2. コミュニケーションを学ぶことにおいて前提となる姿勢

（1）自分と相手は異なる存在である

　看護師として対象を理解することにおいて、大きな前提となる認識があります。それは、「相手と自分は異なる存在である」ということです。相手と自分は同じものを見ていても、考えることや感じることは異なっています。一人ひとりがユニーク（唯一）で、かけがえのない存在です。そのため、その考えや感情は、他の人と似ていることはあっても、全く「同じ」ではありません。集団の中では、他の人と類似した意見や考えを持つことは、時には安心の要素になりますが、異なる意見を持っていることは、それ自体自然なことです。また、それぞれの人の思考や感情はすべて大切であり尊重されるものであり、そのような人とは違う意見を、少数の個人的な考えだからと押し殺さずに発言することも重要です。また同時に、それぞれの人は社会においては集団を構成する構成員でもあるのです。

　しかし、日本には察する文化があります。察することや相手を慮るという、「やさしさ」や「気づかい」も美徳とされる場合があります。何も言わずともわかり合う、「あ・うん」の呼吸もそうです。長く生活している家族では、父親が「おーい」と呼ぶとそれだけで、母親がお茶を出すこともあるでしょう。短い場合は、「ね」というだけでわかり合えることもあるかもしれません。そのような例に代表される、文脈を共有し合える場合にみられる言葉のいらないコミュニケーションは素晴らしいものです。ところが自分の周りの人のすべてが同じようなやりとりで理解し合えるというわけではありません。では、文脈や言葉の意味を共有し、相手の考えを理解するためにはどのようにしたら良いのでしょう。自分と異なる存在や異なる生活文化を持っている対象者を知るためには、まず、相手を知ることが必要になります。相手やその場の目的に合わせたコミュニケーションについて、考えて、効果的に使えるようになることが必要です。

　それでは、Exercise を通して、自分と異なる相手について、考えていきましょう。

Exercise 1-1　あなたには、何に見えますか？

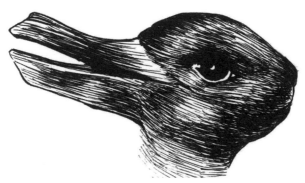

"Kaninchen und Ente" ("Rabbit and Duck") from the
23 October 1892 issue of *Fliegende Blätter* を参考に
して著者が作成

a．Exercise 1-1 の絵は何に見えますか？他の人は何に見えたのかについても話しましょう。

Exercise 1-1 のように、同じものを見ても、人によって認識されたものが異なることはよくあります。私たちは、相手も自分と同じように見えているだろうと考えがちです。しかし、実際には認識しているものが異なっているということがあります。では、もうひとつ、Exercise をやってみましょう。

Exercise 1-2

下の説明を読み、 a〜dに従って、下の空欄に絵を描きましょう。
a．円を描いてください。
b．円を半分にするように真ん中に線を描いてください。
c．その線が 1 辺となるように四角形を描いてください。
d． c．で描いた四角形に対角線を引き、四角形を突き抜けるように伸ばして、四角形から出た部分を 1 辺として三角形を描いてください。

e．どのような絵が完成しましたか。周りの人と比べましょう。
f．周りの人と比べて気づいたことは、どのようなことでしょうか。

Exercise 1-1 では同じ絵を見ました。そして、Exercise 1-2 では、同じ指示に従って、図を描きました。これらの Exercise を通して、自分と自分以外の人は、同じ情報を得ていても、見ていることや考えていることは「異なる」ことに気づいたのではないでしょうか。私達は、他の人も自分と同じように物事を見ているだろう、同じように物事を考えているだろうと思いがちです。しかし、それを前提で会話をすすめてしまうと、誤解を招いたり、自分が傷ついたり、相手を傷つけることになる場合もあります。自分と相手は違うことを認識し、相手はどのようにその物事を受け止めているのかを知ること、さらに、相手の認識や考え、意見について知ることや確認することが、「相手を理解する」ことの第一歩になります。

次に、私たちの捉え方について考えましょう。

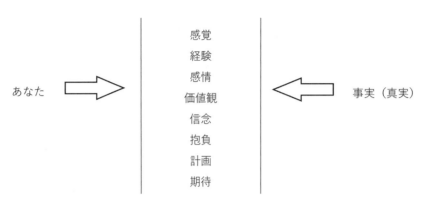

フィルター

Ian Tuhovsky (2015). *Communication Skills Training: A Practical Guide to Improving Your Social Intelligence, Presentation, Persuasion and Public Speaking*. CreateSpace Independent Publishing Platform, 2015 を基に著者が作成

　物事を理解する際には、誰もが自分自身のフィルターを通して理解しているということに、気づいていますか。上に示した図のように、物事を理解しようとする際には、それぞれの人のこれまでの経験、感覚、信念、価値観、期待などが大きく影響をします。

　例えば、Exercise 1-1 を見たときに、普段からウサギが好きな人は、まずウサギを連想したかもしれません。また、Exercise 1-2 をした際に、○や△の図を以前に描いたことのある人は、その過去の経験に影響を受けて似たような図を描いているかもしれません。このように何かを理解する際には、それぞれの人が自分自身のフィルターを通しているのです。

　観察したことを言葉で記述することの難しさに関して、麻生（2009）は、「『私』というフィルター」と「『公共性』というフィルター」があることから説明しています。「公共性」というフィルターには「言語」のフィルター（唯一無二の存在の具体性を単純で一般化した言葉に変形してしまうなど）と、「目的やテーマ」（どのような目的のために記述するのかによって取捨選択される）のフィルターがあることを指摘しています。客観的にどのような物体がどのようにあるのかということではなく、私たちがある事象を記述する際には、「私」がその物体をどのように知覚し体験しているかの影響を受けるということです。ウサギの例で考えると、もし、直前にウサギにまつわる話をしていたとしたら、絵を見た際にすぐにウサギが思い浮かぶでしょう。また、ウサギを見たことのない子どもがこの絵を見たら、アヒルにしか見えないかもしれません。私たちの日常生活は、フィルターになりうるものを形成する多くの刺激や情報に溢れています。

　それら多くの情報から、自分にとって最も大切な情報を得るために、人は自分なりのアルゴリズム（問題解決の方法）を持ち、それによって情報や刺激の中から、自分にとって有益なものを選別しています（Tuhovsky, 2015）。そして、そのアルゴリズムは、それぞれの人の人生における体験に影響されて発展します。それぞれの人が持っている情報の捉え方、そして見ている世界は異なるのです。したがって、ひとつの情報の解釈の仕方は、人それぞれであるということになり、各人の解釈においては、全員が正しいということになります。この観点では、たった一つの客観的な正解はありえないのです。

　では、もう少し Exercise を進めましょう。

Exercise 1-3

下の会話について考えましょう。

A太さんとB子さんは中学の同級生です。ある日、夏休みの課題について電話で話していました。

A太　「夏休みの課題、どこまで進んだ？　僕は、読書感想文はもう書いてしまったよ！」

B子　「早いね！何の本を読んだの？」

A太　「△△っていう本を読んだんだ！　漫画なんだけど、内容が濃くておもしろいんだよ。結構、いい感想文が書けたと思うよ！」

B子　「…読書感想文の本って、漫画は入らないと思うよ…」

A太　「えっ、そうなのか…、漫画って本じゃないの！？」

a．「本」について、A太さんとB子さんが抱いているイメージについて考えましょう。

言葉一つ取っても、それぞれの人が持つイメージが異なることがあります。相手と自分がおおよそ共通の認識を持っていない場合は、トラブルになることもあります。

Exercise 1-4

下の会話について考えましょう。

妻は台所で夕食を作っている。夫は、居間で子どもをあやしている。

妻　「ねぇ、お風呂にお湯をためていたんだった！　今、手が離せないから、みてきてくれない？」

夫　「いいよ、行ってくるね」（風呂場へ向かう）

妻　「ありがとう。よろしくね」

夫　「みてきたよ」

妻　「どうだった？」

夫　「いい具合に（お湯が）たまっていたよ」

妻　「間に合って良かったー！　ありがとう」

　　　― 妻、トイレに向かう途中、ふろ場からお湯が出る音がしていることに気づく ―

妻　「ねぇ！　お風呂みてきてって言ったじゃない！　なんでお湯を止めてくれなかったの！？　ちょうどいい具合にたまっていたんじゃないの！？」

夫　「えっ！　お風呂をみてきてって頼まれたから、みてきて、伝えたんだよ！」

a．Exercise 1-4 上の場面から、妻と夫のそれぞれの思考や言動から、夫と妻の意図したことを推察しましょう。

夫の意図

妻の意図

　Exercise 1-4 では、「みる」という言葉の捉え方は同じではありませんでした。さらに、言葉は、単なるイメージの違いだけではなく、文脈によって使われ方が異なりますから、この場面での、「みる」は見るだけではなく、妻の方は、「見て、適当なお湯の溜まり具合だったら自分の判断により止める（行動する）」ところまでを求めているように考えられます。

（2）自分と相手は異なる考え方を持つ

　一人ひとりが異なる見方や認識を持っていることについて理解ができました。では、次に私たちは一人ひとりが、異なる考え方を持っているということも、知っておく必要があります。人は、同じ情報を得たとしても、同じように思考が進むわけではありません。相手にとって助けになるだろうと自分が思う情報が、必ずしも相手の助けになるとは限らない場合もあることを理解する必要があります。

　Exerciseに進みましょう。

Exercise 1-5

　下の会話について考えましょう。
　A子　「週末、映画行かない？」
　B子　「いいよ。映画あまり見に行かないから、場所がわからないけど、どこの映画館？」
　A子　「××駅わかる？」
　B子　「わかる。そこからどういくの？」
　A子　「じゃあ、××駅近くにある大きなAスーパーわかる？　そこの隣の映画館なんだけど」
　B子　「××駅から、どういくの？　どっちの出口から出るの？」
　A子　「…。Aスーパーを探したらわかるよ」
　B子　「え…。××駅で降りたら、どっちに行ったら良いの？」

ａ．Ａ子さんがわかりやすいと考えている映画館の行き方はどのようなものでしょう。

b．Ｂ子さんが教えて欲しいと考えている映画館の行き方はどのようなものですか。

　Exercise 1-5 では、お互いが考えているわかりやすい映画館へのたどり着き方が、異なるようです。このように、それぞれの人は、自分にとってわかりやすい考え方や得意とする思考パターンを持っています。したがって、人によって問題解決の思考や方法が異なるということを想定する必要があります。思考の内容が異なることと同様に、思考の方法や癖というものもあることについても想定する必要があります。ゴールや全体がわかるとそこから遡って、段取りを考えやすくなる人もいますし、自分が今いる位置から順番に考えを進めていく方がわかりやすいという人もいるでしょう。相手の認識や考えを知る、ということと同様に、相手の考え方についても確認しながら会話を進めると、行き違いや、勘違いが少なくなり、合意形成を図りやすくなると考えられます。

（3）相手を理解する営み

> お互いに主体である者同士が関わり合うとき、そこに繋がりがうまれるときもあれば、繋がり得ないときもある。それでもお互いが相手を主体として受け止めあえれば、そこに共に生きる条件が整う。それが相互主体的な関係なのだ。（鯨岡峻, 2006）

　個別性のある適切な看護を提供するために、看護師は、患者を理解することが必要です。しかしながら、私たちは自分以外の人のことをどのくらい理解していると言えるでしょう。人を「理解する」ことについて、阿保（1995）は、理解は本来、「理解する側」である看護師から出発し、それが理解の対象となる患者を経て、再度「する側」にもどってくるものであるとし、この理解が知識からとか、別の側面は体験からなどと区別できるわけでなく、それらが互いに融合した形で我々のなかのある何かと結びつき「通じた」という実感が生まれることを説明しています。そして、「通じた」と実感したり…を繰り返しながら相手を理解し、知性・感性・体験を基盤に看護師自身の理解と結びつくことを「わかる」ことであると説明しています。「わかる」という感覚が、相手からも得られたように知覚する時、私たちは「通じた」という瞬間を感じるのではないかと思います。

　私たち自身は常に変化している存在であり、コミュニケーションの相手も同様です。その時その時の相手とのかかわりは、変化し合うお互いの間で共有を積み重ね、少しずつ対象の理解を自分の理解の中でかみ砕いて自分の理解とすり合わせながら、より深く相手を理解していく作業なのです。

　Exercise 1-4 の妻と夫の場合を考えてみましょう。妻は、夫にお風呂をみてきて欲しいと依頼した際に、夫が快く応じてくれた反応に対して妻の意図したことを夫が「わかり」「通じた」と感じたかもしれません。さらに、「いい具合に（お湯が）たまっていた」という夫の発言に対して、妻

は自分の推測したとおりであったと感じられたことがうかがえます。そして夫と「やっぱりそうだった」という感覚を共有し、「通じた」という感覚を得たかもしれません。この事例では、最初はお互いがお互いの発言の意図を「わかった」と思い、会話が「通じている」ことを前提に進んで行ったように見えますが、のちに認識の違いが明らかになりました。

Exercise 1-4 では、妻が意図して夫に依頼した「みる」という行為と、夫が理解した「みる」という行為が異なりました。この出来事を共有した後、もし夫が、妻の言う「みる」が「見る」という行為だけではなく「見た結果の行動」までを要求しているということが「わかる」と、妻の言う「みる」の意味を理解し、夫自身の理解とすることができます。そして、夫は、次から妻に「みる」ことを依頼された時には、妻の言う「みる」の意味を理解し、「見て」その結果の行動をとるかもしれません。また、反対に、妻は、夫に「みてきてほしい」といっただけでは、夫は「見る」という依頼した行為以外は伝わらないことについて推察することができます。その結果、妻の方は、次回から、「何を、どうして、どうだったらどうしてほしい」というように具体的に夫にお願いすることができるようになるかもしれません。妻も夫も、相手が理解した内容について確認することによって、相手の意図することをより明確に捉えることができます。そして、次の機会には、本当に「通じた」という体験を共有することになるかもしれません。

そうはいっても、人はやはり自分が思っていることを、相手も同じように思っているだろうと考えがちです。この「わかる」の体験へ行くまでに、お互いが、「自分の理解は正しい」そして「相手の理解はおかしい」と思ってしまうと、お互いを理解することはできない可能性が高くなります。だからこそ、相手は自分とは異なる人間であり、自分の解釈と同じように相手が解釈するとは限らない、ということを前提として、相手を理解しようとすることが大切になります。

3. 基本となるコミュニケーション

治療的コミュニケーションを学ぶにあたり、コミュニケーションとはどのようなものかについて、考える必要があります。コミュニケーションは、「社会生活を営む人間の間に行われる知覚・感情・思考の伝達。言語・文字その他視覚・聴覚に訴える各種のものを媒介とする」（広辞苑）とあります。語源は、ラテン語の Communus（コミュナス）であるといわれています。Communus とは、「共通する、共通の」という意味を持つ語です。すなわち、コミュニケーションとは単に伝えることではなく、何かが共有されるという意味を含む言葉であると言えます。コミュニケーションは、人類の誰もが何らかの形で実践しているものであり、プロセス（過程）です。言語や文字を使う会話や手紙、ラジオ、テレビ、メール等はもちろんのこと、アイコンタクトのような非言語的なメッセージを伝えることも含む、「伝える」過程です。

コミュニケーションには、記号化されたメッセージの送信と、それを受信して解読する過程があります。

情報（メッセージ）は受け手に伝わり解読され、受け手がその意味を解釈します。その際に、コミュニケーションを阻害する物（ノイズ）は、しばしばメッセージに影響し、伝わり方を歪ませたりして、意味の伝達を阻害します。ノイズには、物理的な騒音などのノイズのほか、受け手の認知などに影響する偏見や先入観などの心理的ノイズもあります。しかし、どちらかというと心理的ノ

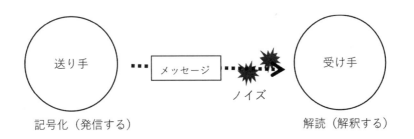

記号化（発信する）　　　　　　　　　　　　　　　解読（解釈する）

イズなどは、先に説明したフィルターと言えるでしょう。また、コンテクスト（社会的状況や文脈）の共有の不一致などもノイズに似た影響を及ぼします。

　受け手はメッセージを解読して理解をした後、そのメッセージに対して反応を返します。その受け手の反応は、（2名のやりとりの場合には）今度は受け手が送り手になることによって、送り手だった相手に返されます。これをフィードバックといいます。鯨岡（1997）は、「伝達することは受け手から理解されること（受け手がわかること）を暗黙のうちに想定ないし期待していることになり受け手から理解されてはじめて、コミュニケーションの本来の目的が達成されたことになる」と説明しています。

　その前提では、コミュニケーションはやりとりであり、メッセージが単に一方からのみ送られるものではないということになります。送り手は、送信されるメッセージが、相手にどのように理解され、伝わっているかということを、相手の反応から読み取ります。そして読み取ったメッセージは、さらに相手に読み取ったこと（受け取ったこと）を伝え、何らかの反応を送ります。このようなメッセージのやりとりによって、2者間で認識や感情を共有されることになります（次図の破線）。

　コミュニケーションによる思考や認識、感情などのメッセージの共有の意味について、別の角度からとらえてみましょう。齋藤孝は『コミュニケーション力』（2004）の中で、コミュニケーションには、何かを伝達するだけはでなく感情を伝え合い分かち合うという重要な役割があることについて述べています。さらに、理想的なコミュニケーションとは、「クリエイティブな関係」であると説明しています。感情を伝え合い共有した両者の関係は、お互いの感情を踏まえながら、その先の見えない未来に向かって創造的に展開されると指摘しています。例えば、患者との会話の際に望ましいとされるポジショニングについて、相手と斜め45度で向かい合うポジショニング（お互いがお互いに向いて45度をつくるため、どちらか一方から見ると90度のポジション）は、相手と正面から向かい合うと緊張が強いため、緊張を和らげる目的から相談時などに推奨されています。齋藤はこの45度のポジショニングについて、「相手を半分見つつも、もう半分の意識ではともに未来を見ている。」と述べています。患者－看護師のコミュニケーションにおいて、「今・ここ」の相談をしながら、両者は今いる場所からその先にある未来に向かって会話をしているのです。看護師と患者の面談では、看護師はどちらかというと、患者のこれまでの生活について情報収集をした

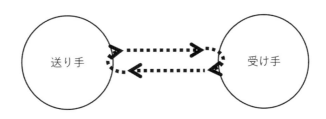

り、患者の現在の考えや思いを聴く場面が多くなります。しかし、その会話の一つひとつは、今お互いに共有されることにより、未来に向かって発展しているといえるのです。つまり、「今・ここ」で目の前の患者とコミュニケーションをはかることは、これより未来のお互いの関係を構築していることなのだと考えることもできます。

それでは、コミュニケーションの2つの種類について学びましょう。

（1）言語的コミュニケーション（Verbal communication）

言語的コミュニケーションとは、言葉として話されたり、書かれたりするコミュニケーションです。大抵はこのように言語を媒介とするメッセージのやり取りがコミュニケーションとして認識されやすいように思われます。あらゆる会話、発言、聞き取れるものはもちろんのこと、書かれた記事や手紙など、文字になっているものも、含まれます。

（2）非言語的コミュニケーション（Non-verbal communication）

非言語的コミュニケーションとは、話されるメッセージを補強するような、しかし言葉としてではなく伝えられるコミュニケーションです。私たちが普段行っているコミュニケーションのうち、2／3は非言語的であるとも言われます。具体的には、表情、身振り（ボディランゲージ）、視線、うなずき、声の調子、速さ、沈黙などです。

Exercise 1-6

次の会話について考えましょう。

A助はサッカー部のストライカーです。チームメートは、A助に対しどんな時でも笑顔で明るいという印象でした。ある日、県大会への出場をかけた試合の先発出場選手発表のミーティングが開かれましたが、A助は選ばれず、控えからの出場となりました。部室に戻り、キャプテンが声をかけると、A助は「大丈夫だよ！　みんなにも出場機会が必要だしね。たまにはベンチからしっかり応援するよ！　危なくなったら、俺が出て点を決めるからさ！」と返事しました。この時、キャプテンはA助の声が震えていたことと、目線は合わずに表情はこわばっていたことに気が付きました。何か声をかけようとしましたが、A助は、「じゃあ、先に帰るね。おつかれ」と荷物をカバンに詰め込んで足早に部室から出ていきました。その際に、A助のカバンから財布が落ちましたが、A助は気づかずに行ってしまいました。

a．A助さんの言語的表現を挙げましょう。

ｂ．Ａ助さんの非言語的表現を挙げましょう。

ｃ．Ａ助さんの言語的・非言語的表現から考えられることはどのようなことですか。

　Exercise 1-6 のＡ助さんの発言からは「大丈夫」という言葉が聞かれ、笑顔も見られています。ここからは、元気でどんな時でも笑顔で明るいＡ助さんの普段のイメージと一致するように理解できます。しかし、Ａ助さんの行動は、声が震えており、大切な財布が落ちていても気づかずに、急いで部室を出ていったことから、Ａ助さんの言語的に表れている様子と、非言語的なＡ助さんの様子は、一致していないようにみえます。

　ここから、Ａ助さんの気持ちや考えについて、推察されることもありますが、Ａ助さんの思いについては、まずは直接話してみるなどして、理解することが重要ではないでしょうか。

4. 患者と看護師の信頼関係

　患者と看護師との間において、「親密さが増すこと」が「良いこと」であると考えてよいのでしょうか。看護師である自分が患者とどのような関係にあるのか、また患者との関係が看護師としての思考や判断にどのように影響しているのかについて、考えることが重要です。患者と親しくなりその関係性を重んじることによって、患者に必要とされる事柄を説明することができなくなったり、患者からの依頼を断ることができなくなることや、正直な気持ちを伝えづらくなることが生じる場合もあります。看護師は、患者との日々の人間関係の積み重ねによって、信頼関係を構築していますから、感情のやりとりも積み重ねられながら、対人コンテクストを生成しています。患者の気持ちや状況が理解できることは好ましいことですが、患者と自分の関係について、常に客観的に観察しておくようにしましょう。患者との関係について、周りからはどのように見えているのか、についても周囲の同僚などに尋ねてみるのもよいでしょう。自分以外の他の客観的な視点を持つ人から意見や助言をもらう力を普段からつけておくことが大事です。

　この章では、患者と看護師の関係を考える際に、まずは、相手と自分は異なる感情や考えを持つ存在であるという認識について学習しました。また、相手と自分が異なる存在であるからこそ、わかり合うためのプロセスや、やりとりが必要になり、メッセージのやりとりを通して、理解し合うことについても学習しました。

　患者と看護師は、健康課題に関する目的を共有し、問題の解決に向け協同する関係であることから、援助的人間関係、治療的関係であると表現されます。また、患者と看護師の関係においては、看護師が患者から信頼を得ることが重要になります。看護師が患者を支援する際に、コミュニケー

ションは、看護実践を行う際の重要な手段になります。看護師のたたずまい一つをとっても、患者に与える印象は異なり、そこから形成される患者と看護師の援助的人間関係にも影響し、それが看護過程の展開に大きく影響することもあるかもしれません。看護師は、倫理的かつ科学的な方法を用いて看護を提供することによって、患者の健康の回復や改善に向けて働きかけます。そしてそのためには、まず、対象となる患者の思い、価値観、そして身体面を含む状態や状況などを可能な限りありのままに、また、偏らずに理解することが重要です。

Self-Reflections

1. 自分の周りで発生したExercise 1-3や1-4のような出来事（伝えようとしたメッセージの意図が、相手に異なって伝わったというような出来事）をひとつ書きましょう。そして、それは、どうして起こったのか、またどうしたらそれを避けることができたのか、を考えましょう。

2. 非言語的コミュニケーションだけを用いて、特定の相手に、何かを伝えようとしましょう。例えば、あなたがどの飲食店へ行って、何を食べたいのかを伝えようとしてもよいです。そして、非言語的コミュニケーションだけで、どの程度伝わるのかを確かめてみましょう。

3. 自分自身や家族、友人などが、よく用いる非言語的コミュにケーションを観察しましょう。

4. 自分自身の例で、言語的コミュニケーションと非言語的コミュニケーションが異なった場合をひとつ書き出しましょう。そして、どうしてそれが発生したのかを、考えましょう。

5. あなたにとって、信頼できる人とはどのような人でしょうか。特徴を挙げましょう。また、反対に、信頼できない人とは、どのような人であるかについても特徴を挙げましょう。

6. 患者が信頼できる看護師（患者との信頼関係を築ける看護師）とは、どのような人だと思いますか。考えましょう。

引用文献
・阿保順子．（1995）．『精神科看護の方法：患者理解と実践の手がかり』東京；医学書院．p.9-10
・麻生武．（2009）．『「見る」と「書く」との出会い』東京；新曜社．2009
・鯨岡峻．（1997）．『原初的コミュニケーションの諸相』京都；ミネルヴァ書房．p.41-42
・鯨岡峻．（2006）．『ひとがひとをわかるということ：観主観性と相互主体性』京都；ミネルヴァ書房．p.37
・齋藤孝．（2004）．『コミュニケーション力』東京；岩波新書，p.13

参考文献
・"*Kaninchen und Ente*" ("Rabbit and Duck") from the 23 October 1892 issue of *Fliegende Blätter*
・Ian Tuhovsky. (2015).『Communication Skills Training: A Practical Guide to Improving Your Social Intelligence, Presentation, Persuasion and Public Speaking』n.p.; CreateSpace Independent Publishing Platform, p.16
・石川ひろの，奥原剛，岡田佳詠，太田加世，片桐由紀子，塚本尚子，宮本有紀．（2018）．『系統看護学講座 基礎分野 人間関係論』東京；医学書院
・宮原哲．（1992）．『入門コミュニケーション論』東京；松柏社

第2章

自分を知る

この章の目的
1. 自身が捉える自己のイメージと他者からの自己のイメージについて知ることができる
2. 看護実践をする際の、望ましいコミュニケーションについて考えることができる
3. 場面の再構成を活用して、自身のコミュニケーションの特徴を考えることができる
4. 患者との関係における感情とこころの動きについて理解できる

　誰かとコミュニケーションを図る際に重要なことは、まず、私たちが「自分」を知ることです。「コミュニケーションは自分を伝える道具」とも言われますが、同時に、その伝える「自分」の核の部分は、コミュニケーションを通して他者との関係の中で形成されていきます。例えば、あなたは、自分の意見や関心、考えなどが、誰かとのコミュニケーションを通して、変化していることに気づいたことはありませんか。相手とのやり取りを通して、私たちは、自分を見つめ直したり、自分についての気づきが進んでいくことを感じます。言い換えるとコミュニケーションは、自分に対する気づきを高め、自己を形成するプロセスであると言えます。

　私たちが自分自身の存在をどのように捉えるのかという「自己観」については、多くの研究結果があります。宮原（2006）は、「独立的自己観」と、「相互依存的自己観」について次のように説明しています。「独立的自己観」は、自分という人間が、他者に出会って、説明や説得、交渉、などのさまざまなコミュニケーションを通して、自分自身の人生の目的を達成しようとする個人主義の考え方のことです。これに対して、「相互依存的自己観」は、自分の評価や自分の認識は相手とのかかわりによって決まってくるという集団主義を重んじる考え方です。後者の相互依存的自己観では、自分が誰なのか、どのような人間なのか、さらには生きる目標までも相手とのかかわりの中で決まったり変わったりすることであると説明されています。このように、私たち自身の自己観は、他者とのかかわりの中で確立されるのです。

1. 自分を知るとはどのようなことか

　看護師として、患者とコミュニケーションをはかる際に、また、患者を理解するうえでは看護師が「自分」についてよく知っていることが重要になります。

　「自分」について、ある程度の認識をもてないまま、相手とコミュニケーションをはかる場合、相手の評価や価値に振り回されてしまい、自分が見えなくなり、自分の役割をも見えなくなってし

まうことにつながります。病を持つ患者は、健康な時よりも、さまざまな感情の中を生きていると推察されます。そのため、患者は普段よりも多くの事を考えている可能性があります。患者の反応を目の前にした時、看護師は「自分が悪いから患者が混乱しているのではないか」「患者の反応は全て自分が原因である」などと必要以上に感じることや、また、患者の反応を客観的に受け入れられずに、患者に対して怒りが込み上げてきたり、戸惑うこともあるかもしれません。

　看護師自身の伝えたいことや患者の反応および患者のニーズについて可能な限り的確に把握するためには、看護師は自分を知ること、そして自分自身についてもあるがままの感情を否定せずに認め受けとめることが必要になります。自分を知るというのは、自分の至らないところを見つけ出したり反省をするということではありません。振り返り（リフレクション）は重要ですが、自分の弱い部分や、できなかったこと、ばかりを考えることではありません。人間は完璧ではありませんから、皆できないことや不得手なことを持っています。また同時に得意とするところも持っています。自分の不得意な部分に焦点を当てるのではなく、まずは、自分がどのように反応しているのか、思考の癖、考えやすい方向について、ある程度「知る」ことに焦点をあてましょう。そして、その自分の持つ特徴を看護師としてどのように活かせるのかという視点で考えましょう。

　看護師として、コミュニケーションを効果的に用いるためには、自身の思考や感情について知覚を高め、患者と看護師としての自身の関係について捉える視点を養うことが大切です。

　それでは、「自分を知る」ことにチャレンジしましょう。

　相手に対して、どのくらい自分を伝えているのか、という自己開示について考えましょう。看護師と患者はコミュニケーションにおいて、少なからず、自分自身について伝え合っています。例えばある患者が「看護師の○○さんだったら、わかってくれるかもしれない」、「患者の○○さんだったら、これを伝えたら、驚くかもしれない」など親しみを感じている相手について、そのこころや思考を推察することは難しいことではありません。その理由は、相手について、ある程度の考えや好み、信念、価値観などを部分的に知っているからです。なんでも話せばよいということではありませんが、自分が相手からどのように捉えられているのかについても、この機会に考えてみましょう。まずは、自分の傾向、思考、信念などの自身のフィルターを知り、そして、相手のこともありのままに、理解するように試みましょう。

2. 自己の認知を高める手がかり

(1) ジョハリの窓（The Johari Window）

　自分自身について、ほとんどの人は、ある程度説明できると思います。しかし、どのような人であっても、自分自身の全ての側面について完全に把握しているわけではありません。自身が自身に対して捉えている特徴に対しても、他の人は異なる認識をしているかもしれません。自分自身は「物静かなタイプ」であると認識していても、自分の周りの人は「はっきりものを言うタイプ」であると捉えているかもしれません。自分自身がどのように周りから認識されているのかについて知ること、周囲の人とのコミュニケーションの中で伝えたい自身について考えることは相手との合意形成において重要であると考えられます。

それでは、ジョハリの窓についてみていきましょう。ジョハリの窓では行動や感情、思考の気づきについて下の4つの窓に分けて説明しています。（Luft, J., 1970）

1. 開かれた窓：自分にも他の人にも知られている部分。
2. 気づかない窓：他の人は知っているが自分は知らない部分。
3. 隠された窓：自分だけが知っている部分。
4. 未知の窓：自分も他の人も知らない部分。

	自分は知っている	自分は気づいていない
他人は知っている	1. 開かれた窓 （自分にも他の人にも知られている部分）	2. 気づかない窓 （他の人は知っているが自分は知らない部分）
他人は気づいていない	3. 隠された窓 （自分だけが知っている部分）	4. 未知の窓 （自分も他の人も知らない部分）

Luft, J. (1970). *Group processes: An introduction to group dynamics.* Palo Alto, CA; National Press. を基に著者作成

Exercise 2-1

　自分自身のジョハリの窓について考えてみましょう。自分自身について、自分が思うそれぞれの領域の大きさに沿って、下の□の枠の中に縦線と横線を一本ずつひいてみましょう。自分は、1～4のどの領域が大きく、どの領域が小さいと思いますか。

　今度は、自分自身のコミュニケーションに関して、その特徴を考えてみましょう。
　患者の状態をアセスメントする際に、自分のコミュニケーションの特徴を把握することは重要です。

はじめに、自分自身が捉える自己のイメージについて、いくつでもよいので、できるだけ多く挙げてみましょう。

- ・
- ・
- ・
- ・
- ・

次に、グループワークに進みましょう。

a．2～3人のグループになりましょう。

b．自分についての印象をそれぞれの人からもらいましょう。

- ・
- ・
- ・
- ・

c．他の人から得た自分の印象について、Exercise 2-1で挙げた自己のイメージと重複するものについては、以下のジョハリの窓の①の領域に書き入れます。2で得た印象のうち、自分では気づいていなかったことについては、②の領域に書き入れます。最後に③の領域には、Exercise 2-1で挙げた自己のイメージのうち、他の人からは得られなかったものを書き入れます。

	自分は知っている	自分は気づいていない
他人は知っている	①	②
他人は気づいていない	③	④

d．あなたについてのジョハリの窓が出来上がりました。これらを見て、自分についてわかった
　ことや気づいたことはありますか？

e．このワークから気づいたことを書いてみましょう。

　これらの窓は、全体的な自己についての部分を示すもので、この窓については以下の原理が当て
はまります。
　①外枠の大きさは変化しないため、一つの区切りの大きさが変わると、全ての区切りの大きさに
　　影響を与える。
　②1の部分が小さいと、コミュニケーションが乏しくなる。
　③対人関係において、1の部分を大きくすればするほど他の部分は小さくなる、というように変
　　動する。

　それでは、次の2つのジョハリの窓について、比較してみましょう。これらの2つの場合におけ
る対人関係やコミュニケーションへの影響について考えましょう。

例1　　　　　　　　　例2

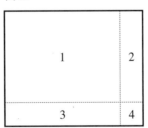

　f．看護師としては、例1と例2では、どのように違いがあると考えますか。

　g．上のように考えるのは、なぜですか。

例1の人の場合は、自分について知っていることがとても少ない状態です。反対に、例2の人の場合は、自分をよく知り、かつ自分を周囲によく開示していることになります。つまり、例2の人は、周囲に開かれている部分が大きいため、他者とのコミュニケーションにおいて、それほど防衛的ならず、自然体でオープンに接することができます。

（2）自分の長所や短所を発見する

　近年の医療が、これまでの医学モデルの父権主義からリカバリーが重視される消費者主義にシフトしている中で、看護師は患者の「できているところ」をストレングス（強み）と捉え、そこに着目する支援の重要性が強調されるようになりました。看護師は患者のありのままの感情や思考を受け止めることが重要であるとされます。しかし、ありのまま理解しようと思いながらも、「強み」とか「できているところ」を捉える際にも、「看護師のこうあるべき」や、「このようにあって欲しい」という価値観のフィルターの影響を客観的に考えながら、患者の得意と感じている部分を捉えようとしていませんか。また、患者自身が「弱み」や「苦手」、「欠点」であると捉えている部分であっても、状況によっては「強み」になることもあるかもしれません。患者が得意とするところを、どのように生活に活かすことが出来るのかを考えることは重要です。患者の強みを捉えるためには、看護師がまずは、自身の強みや得意とすることを見つけられるこころや思考の状態であることが望ましいでしょう。自分の良さを見つけられることは相手の良さを見つけられることにつながると考えるからです。自分の良さを見つけられない場合は、周囲の人に手伝ってもらいましょう。ここでは、自分自身について考え、長所も短所もそれを活かせるように考えましょう。

Exercise 2-2

　a．あなたの長所を挙げましょう。

　b．その長所は看護師としてどのように活かせると思いますか。

　c．a．とb．で考えた内容を周りの人と話してみましょう。新たに見えたことは、a．とb．に書き加えましょう。

（3）アサーティブ・コミュニケーション

　次に、あなた自身のコミュニケーションの姿勢について考えてみましょう。望ましいコミュニケーションの姿勢として「アサーティブ・コミュニケーション」があります。

アサーティブ・コミュニケーションというのは、相手を尊重しつつ、誠実にかつ率直に自分の気持ちや考えを相手に伝える姿勢です。コミュニケーションにおいて、自分の意見をはっきり伝えたり、または相手と反対の意見を伝える際に、穏やかに伝えることができず、きつい言い方になってしまったり、思うようなニュアンスで相手に伝えることが出来ず、雰囲気が悪くなったりする経験はありませんか。また、相手に上手く断ることができずに、結局、同意してしまう…ということもあるかもしれません。感情を表現したり、問題解決の議論をする等、言いにくいことを相手に伝えなければならない時に、アサーティブ・コミュニケーションが活用できます。

　平木（2008）は、アサーティブ・コミュニケーションを含む自己表現について、以下の3つのタイプを示しています。

3つのタイプ	説明
攻撃的（aggressive）自己表現	自分の考えや気持ちを相手に伝えるが、その影響、相手の反応を無視あるいは軽視して、一方的に自分の言い分だけを通そうとする自己表現。相手を打ち負かす、一方的に命令する、操作しようとするといった言動になりやすい。人間としての平等な立場や人権の視点が抜けていて、権威や権力、地位、年齢、役割などに頼って全てを思い通りに運ぼうとしているかのような言動がある。
非主張的（non-aggressive）自己表現	自分を抑えて相手を立てているような自己表現。自分の意見や気持ちを言わない、言ったとしても相手にわかるようには伝えない。その結果自分の言い分は相手に伝わらないことになり、欲求不満が残ったり、自己否定的な自己像をつくることになりやすい。
アサーティブな（assertive）自己表現	上記2つの中間的、黄金率的自己表現。自分が考えていること、気持ちなどが明確に捉えられ、それを適切に相手に分かりやすい様に伝えてみようとする自己表現。自分も相手も大切にする人間関係をつくるための自己表現。

平木典子.（2008）『心理療法と対人関係のあり方：カウンセリングの心と技術』p.96-100, より抜粋し著者作成

　それでは、自分の伝え方について、Exerciseにより捉えましょう。

Exercise 2-3

　以下の状況をについて文を読み、普段の自分を想像して考えましょう。

　友人の一人と待ち合わせをしました。あなたは、待ち合わせ時間に遅れそうだったため、かなり急ぎ、ぎりぎりではありましたが送れずに到着しました。ところが、待ち合わせた友人は、時間になっても現れず、待ち合わせ時間が少し過ぎてから「ちょっと遅れる」というだけのメールがありました。

　結局、それから何ら連絡のないまま、友人は40分遅れて現れましたが、特に、あなたに謝るわけでも無く、笑顔です。

ａ．普段のあなたであれば、この友人にどのような声をかけますか。

Exercise 2-4

自分の自己表現のタイプについて考えましょう。
　ａ．先ほどあなたが友人にかけた言葉は、アサーティブコミュニケーションの３つのタイプで
　　考えると、どのタイプに当てはまりますか。

　ｂ．友人に対して、アサーティブに声をかけるとしたら、どのような声かけになりますか。

（4）プロセスレコードと再構成法

　自己の認識や感情、思考、更にはコミュニケーションについて捉える方法として、プロセスレコードや再構成法があります。宮本（1995）によると、プロセスレコードは、ペプロウ（H.E. Peplau）によって精神療法家らが用いている訓練方法を看護教育に取り入れようと紹介されたものであると説明されています。精神療法家は、自分のこころをスクリーンにして患者のこころを映し出し、それにより問題点を明確にするという探索的な作業を行います。それを看護教育の中でも用いることによって、患者理解を深めるとともに看護者のこころの動きを分析し、患者に及ぼした看護者の影響について吟味することができると説明されています。

　オーランド（I. J. Orland）は、感情と言動の一致や不一致に着目し、看護師の反応を「知覚」「思考」「感情」に分けて考えることにより、看護師の思考を明確にしました。このように、ペプロウやオーランドは、対人関係のトレーニングのために、プロセスレコードを活用しました。

　再構成法は、ウィーデンバック（E. Wiedenbach）が、学習者の立場を重視して新たに「自己評価」を加えることにより、学習者自身がこの様式を用いることで気づきや洞察を得られるように作られました。そのため、再構成法は、この場面を選んだ理由についても意識することによって学習者が自分自身の学習課題について考えることができるように意図されています。

Exercise 2-5

再構成法にチャレンジしましょう。

a．下のB子さんとC美さんの会話を読みましょう。

B子 「C美ちゃん、最近、元気ないね？　何かあったの？」

C美 「実は最近、取引先と商談の話がうまく進まなくて悩んでいるんです」

B子 「なんだ、そんなことで悩んでたの？そんなの、言いたいことズバッと伝えたらいいのよ！　私がC美ちゃんくらいの時は、相手が何言ってきたとしても、これが正しいと思ったら押し通してたわよ！自分の考えと意見に自信持たなきゃ！　ウジウジしてたらだめよ？足元見られちゃうんだから！いい？これがいいんですって、ビシッと言ってやりなさい！」

C美 「は、はぁ、そうですか…」

B子 「そうよ！　また何かあったら、いつでも相談に乗るからね！」

b．B子さんとC美さんの会話を次のプロセスレコードに書きましょう。この時に、あなたがC美さんの気持ちになって、書き進めましょう。

自身の知覚・思考・感情についても、②と⑤は、自分だったらと想像して書きましょう。

相手の言動	知覚・感情・思考	自身の言動
①C美ちゃん、最近、元気ないね？何かあったの？	②	③実は最近、取引先と商談の話が上手く進まなくて悩んでるんです。
④	⑤	⑥

c．②や⑤などの知覚・感情・思考は、③や⑥などの言動と一致していますか。

Exercise 2-6

あなたの日常の場面について再構成をしましょう。

普段の日常生活の中で、何か違和感の残るコミュニケーションや、上手くいかなかったと感じるような場面、言いたいことが言えなかったなど、少し心に引っかかっていると感じる場面をとりあげると良いでしょう。

（例）親と喧嘩になってしまった、グループワークの際に自分の意見があってもその場になると言えなくなる、相手の意図が読み取れなく会話で浮いている感じがする、自分だけ相手を不機嫌にさせてしまう、など。

a．日常生活の中であなたが気になった場面を取り上げ、下の再構成に記載しましょう。どのような場面について書きますか。

相手の言動	知覚・感情・思考	自身の言動
①	②	③

ｂ．この場面を選んだ理由を書きましょう。

ｃ．自身の知覚・感情・思考は、自身の言動と一致していますか。

ｄ．相手と自分はどのような関係であるかを考え書きましょう。

ｅ．再構成をしてみて、どのような自分の気づきを得ましたか。

3．患者−看護師関係のなかのこころの動き

　看護師は、闘病生活、療養生活、日常生活の中にある患者（対象者）に対して患者自身の発達や成長を促すように支援します。こころと身体の関連はとても強いものであり、身体に不調を抱える患者だからといって、こころの状態が健康であるとは限りません。またその逆もあります。そして、私たちも含めあらゆる人のこころの状態は常に変化しており、刻々と揺れ動いているのです。

　ショックな出来事を体験した患者は、普段は気丈であっても、不安定になります。また、自我の状態が安定していない患者であれば、些細な環境の変化に対しても、こころが揺れ動く幅がより大きくなり、一人で安定を取り戻すことが難しい場合もあります。看護師として看護を提供する対象者は、常に一定のこころの状態を保っている人ではありません。患者はとても大きな不安や恐怖に襲われることもありますし、つらい状況に耐えているということもあるでしょう。そのような状態にある患者に援助する際の看護師のこころの姿勢として、ここでは共感、同感について説明します。また、患者−看護師関係において経験しやすい転移と逆転移についても説明します。それらのこころの状態と援助者としての姿勢を知っておくことによって、看護実践の中における関係性の気づきを高めることにつながります。

(1) 共感（Empathy）

　ハインツ・コフート（H. Kohut, 2011, Stroeier, 2001 より）は、人間の発達において共感が重要な意味を持つことを強調しました。子どもの心理発達においては、親の子どもに対する共感的かかわりが子どもの自己愛を育むことを述べました。また共感について、「他者の中に自己を発見すること」と指摘しています。また、カール・ロジャース（C.R. Rogers, 1951）は共感を、「クライエントの感情や問題に対して、深い情緒的な理解をもって、彼らの世界に入り込むこと」としながらも、クライエントと同じように悩むことではないことを指摘しています。さらに古宮（2014）は、共感には想像力が必須であると述べ、来談者の感情を身体感覚的・情緒的・直接的に感じることに加えて、理論を使って来談者の無意識のこころのあり方を推測することによって共感がより正確に深まると述べています。つまり共感的な人は、他者の世界に入り込みその人のその時の感情やその人にとっての意味を正確に理解することができます。同時に、自分自身の感情や気持ちの動きをしっかり把握していて、相手の感情の中に自分を見失うようなことはありません。

　看護師が患者との関係において共感するということは、患者に成り代わり感じ考えることであると言えます。カウンセリングなどにおいては、この共感そのものに、治療的効果が生まれるとされています。

(2) 同感（Sympathy）

　共感に対して、同感とは、相手と同じように感じることです。相手が自分と同じ価値観、意見、同じ経験をしているということに同意をすることです。相手の経験に共通点を見つけた場合に、自分も「わかる！」というニュアンスを含むものです。

　相手の経験をしっかり受け止めるという場合や、カウンセリングにおいて、同感の姿勢で聴くということは、聴き手が相手と同じ経験をしている前提で聴くことになりますから、聴き手の反応の中に、聴き手自身の意見や考え、助言が多くなる可能性があります。看護場面においては、患者と共に過ごす時間が多くなり、患者－看護師関係においては、同感の段階に至ることがあると思います。その場合にも、相手の意思決定の力を奪ってしまわないように、注意を払うことが必要です。

　同感や共感は、人間関係においてよく起こる感情です。同感では、同じ感情を共有することで心地よさを感じますし、それゆえに連帯感を持つこともできます。同感によって、愛情や友情を感じることもあると思います。それでは、看護師と患者のような援助関係においてはどうでしょうか。看護師が患者に過度に同感してしまうと、客観性が失われる可能性があります。患者が自身で問題解決できるように援助するためには、患者の感情を正確に理解するとともに、沸き起こる自分の感情を一旦外において、客観的に状況を判断する、つまり共感が必要になることが多いのです。

　例えば、患者が亡くなった際に、悲しむ家族の一番側にいるのは看護師です。患者の死は、看護師にとっても悲しい出来事ですから、看護師も家族と共に悲しむこともあるでしょう。しかし、看護師が家族と一緒に我を忘れて嘆き悲しんでいるとしたらどうでしょう。看護師として、家族を援助することはできなくなると思いませんか。自分が悲しいと感じていても、一旦自分の気持ちは別において、つらい思いをしている家族に寄り添い、家族の気持ちの表出を助け、必要な援助を提供することが看護師の役割になるのです。看護師にとって、共感はとても大切です。

Exercise 2-7

　看護学生のD子さんは、看護学の実習において、実習課題に十分に取り組むことができずに、○○先生から、このままでは実習の単位は修得できないと言われました。この実習の単位が取れないと、卒業延期も決定してしまいます。D子さんは、友人のE子さんとF美さんに、電話をして相談をしました。以下は、友人2人の反応です。

　E子　「ひどいね。D子、かわいそうに！　大体、この看護学実習って、課題多すぎだし、○○先生も厳しすぎだよ。D子、絶対、文句言った方がいいよ」

　F美　「D子、大丈夫？　落ち込んでいるんじゃない？　話聞くよ？　今から、会おうか？」

　a．E子さんとF美さんの対応の違いはどのようなことだと思いますか。

　b．E子さんとF美さんの対応は、共感と同感のどちらに該当すると思いますか。理由とともに、述べてください。

　c．どちらの対応の方が、問題解決にはより有効だと思いますか。

Exercise 2-8

　a．例えば、あなたが全く経験したことのないことについて、友人が問題を抱えているとします。その場合、あなたは、共感をすることができると思いますか。理由とともに、考えてみましょう。

(3) 転移

患者が治療者に向けて何らかの感情を抱くことを転移と言います。患者がこれまでの人生で出会ってきた重要な人物、父親、母親、教師、兄弟などの人物と治療者を重ね合わせ、怒りや恐怖心、甘えなどさまざまな感情を抱きます。治療者との関係が進んでくるとこのような感情が治療者との関係の中に現れることが多くなります。特にカウンセリングでは、この感情の分析を進めていくことによって問題の解決へつなげます。

(4) 逆転移

転移とは反対に、逆転移とは、治療者が患者に向けて抱く何らかの個人的感情です。治療の過程が進むにつれて、子どもとの間や過去の恋愛など、これまでの人間関係で経験したさまざまな感情を抱く場合があります。肯定的な感情を抱く場合（陽性転移）もあれば、否定的な感情を抱く場合（陰性転移）もあります。これらもまた、患者や治療者のこころの問題や課題につながっています。

人間は感情の生き物です。共感や同感、そして転移と逆転移に限らず、さまざまな感情が沸き起こることそのものはどのような感情であれ、良い・悪いというものではなく大切なことです。それらの一つひとつの感情について気づき、それぞれの感情が、なぜ、どこからまたはどのように沸き起こっているのかについて考えることが重要です。そしてあらゆる感情に対しては、立ち向かうのではなく、自分自身がその感情を見つめ、受け入れることを大切にしましょう。

身体的、心理的、そして社会的ニードを持つ患者を援助する看護師は、患者の多種多様な体験に向きあうことになります。そして、患者との関係において、不安、怒り、悲しみや喜びといった多様な感情が沸き起こるかもしれません。看護師が患者に適切な援助をするためには、患者との関係において生じるそれらの多様な感情に対処することが求められます。他者を援助する職業では、自分自身をよく知り、できる限り安定した自分を保つことが大切になります。

その際に、この第2章で取り組んだ、「自分を知る」ことが、自分の思考の癖や価値観などに気づくことを助けてくれるように思います。自分自身を客観的に見つめることは、決して容易ではありません。特に理想とする自分と、今の自分が乖離している場合はつらい体験になるかもしれません。ただ、「痛みなくして得るものなし（No pain, no gain）」と言われるように、現在の自分の弱みや限界もありのままに敬意を持って見つめ受け入れることによって、また少しずつでもチャレンジし続けることによって、行動だけではなく、自分自身も大きく変化し、成長することができるのです。

患者の理解とともに、自分自身の理解や気づきも大切であることについて学びました。また、それらと同じくらい、患者と看護師の関係を客観的に捉えることも重要です。患者が十分に表現したいことや要求を看護師に伝えられているのか、もしくは患者が自分の考えや意見を伝えにくい状況がつくられていないか、看護師である自分自身が一方的に考えを述べていないだろうか、などの患者と自分との関係について考えることができます。それにより、「関係を調整し、全体を見渡す意識をもつ」ことが可能になります。そのために、看護師は自分自身をマネジメントする必要があります。感情的になっていると感じた場合には、自分が影響を受けているもの、また転移や逆転移な

どの感情や患者との関係について、考えましょう。経験豊かな看護師は、「自分」について意識しています。普段の自分の気分や感情や行動を自分自身の中で観察しており、そこから大きく外れる行動をとる場合は、自身で気づくことができます。例えば、家に帰っても患者のことが頭から離れない、休みの日も患者に依頼されたことの為に時間を使ってしまう、というようなことがあるかもしれません。この場合は、いつのまにか、自分自身が患者から投影された役割を演じるようになってしまっていることも考えられます。これは、状況に巻き込まれてしまっていると言えます。

　患者－看護師関係において問題を感じた場合には、関係について一歩離れて捉えたり、同僚やカンファレンス等を活用して捉え直してみるなど、自分自身のこころの状態を常に観察しておく必要があります。

Self-Reflection

1. あなたが思う、理想の自分について、3～5つ挙げましょう。例えば、どのような人でありたい、どのようなことを達成したいなどを考えてください。そして、挙げられた各事柄について、①それは明確で現実的であるかどうか、②自分自身で理想としていることであるのか、他者からの期待に応えようとした理想であるのか、を評価してください。

2. 1の評価後、理想の自分を改めて挙げましょう。そして、その理想の自分に近づくための方法（行動など）を挙げてください。小さなことでもかまいません。

3. あなたが怒りを感じた最近の出来事を思い出して、以下について考えましょう。それは、どのような出来事でしたか？　その際のあなたの反応は、攻撃的、非主張的、またはアサーティブのどれでしたか？　その自分の反応に、自分自身は満足していますか？　もし、満足していないとしたら、どのようにするとよかったと思いますか？

4. これまでの経験の中で、あなたが誰か他者に共感や同感した体験や、誰かがあなたに共感や同感をしてくれた体験を挙げましょう。その際、あなたはどのように感じたり、考えたりしていたか、思い出しましょう。

参考文献
・古宮昇.（2014）.『共感的傾聴術』東京；誠信書房
・宮本真巳.（1995）.『感性を磨く技法Ⅰ－看護場面の再構成』東京；日本看護協会出版社
・宮原哲.（2006）.『入門コミュニケーション論』東京；松柏社
・Luft, J. (1970) Group Processes: An introduction to group dynamics. Palo Alto, CA; National Press
・平木典子.（2008）.『カウンセリングの心と技術』東京；金剛出版
・Sundeen, S.J., Stuart, G.W., Rankin, E.A.D., & Cohen, S.A. (1998).『Nurse-Client Interaction: Inplementing the Nursing Process (6th Ed.). St.Louism MI; Mosby
・Strozier, C. B. (2001).『ハインツ・コフート：その生涯と自己心理学』（羽下大信、富樫公一、富樫真子訳, 2011）, 東京；金剛出版
・Rogers, C. R. (1951). Client-Centered Thrapy, London; An Hachette UK Company

第3章

治療的コミュニケーション技術

この章の目的
  1. 治療的コミュニケーション技術と非治療的コミュニケーション技術の違いについて理解できる。
  2. 各治療的コミュニケーション技術の用い方について理解できる。

　これまでの章では、自分と相手は異なる存在であり、ものの見方や考え方は自分と同じではない可能性があること、そして相手をありのままに理解するためには、自分をよく知り、安定した自分を保つことの大切さを学びました。この章では、看護師として、患者を理解し良好な関係を築くための治療的コミュニケーション技術および患者との意思疎通や関係形成を妨げる非治療的コミュニケーション技術についても紹介します。

　患者と看護師の関係の基本は、援助関係です。援助関係とは、援助を受ける側にある人の発達、成長、成熟、並びに身体機能の回復や問題への対処方法の改善などを、援助する側にある人が実現しようとする関係です（Rogers, 1961, Sundeen *et al.*, 1998 より引用）。しかし、患者と看護師の援助関係は、看護師が一方的に援助を行い患者が受け身になるというものではありません。援助関係におけるクライアントは、単なる協力者ではなく、自らを助けるために援助を利用する（Bistek, 1957/2006）と言われるように、患者は、自分の健康回復のために、看護師の提供する援助を利用する立場になります。つまり、患者と看護師の援助関係は、看護師が、患者の健康状態の回復や機能の改善を実現するために、患者を一人の人間として理解し、患者に適した個別性のある看護を提供する、そして看護師の提供するケアを患者が信頼して利用する、という関係であるともいえます。看護師が適切なケアを提供するためには、患者の正確な理解が不可欠であり、そのために有効な方策が治療的コミュニケーションです。

1. 看護におけるコミュニケーションの目的

　患者と看護師のコミュニケーションでは、患者が中心です。そして、コミュニケーションの主要な目的は、患者を理解すること、つまり、患者の思い、感情、考え方、そしてニードを理解することです。

　これまでの章で見てきたように、言語を介するコミュニケーションでは、用いられた言葉の意味が文脈や人によって異なる場合があるため、患者が用いた言葉の意味を正確に捉えようとすること

が重要です。また、言葉で表現される内容には、その背景に、何らかの伝えたい別のメッセージが隠されている場合も多くあります。看護師は、患者とのコミュニケーションを通して、患者の顕在するニードだけではなく、潜在するニードについても、理解しようと努める必要があります。患者が伝えようとしていることについて、看護師は可能な限り客観的に正確に把握しようとするために、自分自身を治療的に用いること（Therapeutic Use of Self）が求められます。

2. 治療的コミュニケーション技術（Therapeutic Communication Techniques）

看護におけるコミュニケーションは、大きく治療的コミュニケーションと非治療的コミュニケーションに分けられます。治療的コミュニケーションとは、クライエントと援助提供者、つまり患者と看護師の間に発生する相互作用であり、クライエントの身体的・情緒的ニードの表出を助けるためのものです。治療的コミュニケーションは、患者との良好な関係を形成すること、また患者について十分かつ正確な情報を得ることに大きく役立つため看護過程の展開にも大きな影響を与えます。それでは、代表的な治療的コミュニケーション技術について、ひとつずつ確認していきましょう。

(1) 傾聴、積極的傾聴（Listening、Active Listening）

傾聴は、最も効果的な治療的コミュニケーションスキルです。傾聴というと、単に "患者（相手）の話を聞く" という受け身の意味に捉えられることもありますが、治療的コミュニケーションにおける傾聴は、患者に全ての注意を向けることが求められます。したがって、傾聴は、非常に多くのエネルギーを要する能動的なプロセスです。また、本来、傾聴は、患者の話を聞いている際に、自分の内部で起こっている自分に関する感情や思いなどをコントロールしながら、患者の話す内容に集中することが必要です。以下のプロセスレコードの例を見ましょう。

例 3-1　患者と看護学生のやりとり（その 1）
　　場面：看護学生が朝の挨拶のために、受け持ち患者の病室を訪れたところです。

相手に対して知覚したこと	知覚したことに関して、考えたこと、感じたこと	相手に対して言ったこと、行ったこと
①「昨晩は、よく眠れなかったよ」	②眠れなかったんだ。	③「そうなんですか」
④「なんだか寝付けなくて…一晩中、ウトウトしていて…。睡眠薬をもらおうかなと思ったんだけれど…」	⑤睡眠薬をもらおうと思ったんだ。	⑥「そうなんですね」
⑦「やっぱり眠れないと、体が疲れるね」	⑧睡眠不足だと疲れるよね	⑨「そうですよね」
⑩「…」	⑪沈黙になってしまった。次に何を話そうかな…。	
⑫「まあ、今晩は、眠れるかもしれないね」	⑬良かった。患者さんから話してくれた。	⑭「そうですよね」

Exercise 3-1

例3-1から考えましょう。

　ａ．例3-1の患者が伝えたかったことはどのようなことだと思いますか。

　ｂ．この看護学生は、患者の話を傾聴していると言えるでしょうか。理由とともに、述べてください。

　例3-1の看護学生は、患者が発した言葉について、表面的には受け止めているように見えます。また、患者の発した言葉の一つひとつに反応をしています。しかし、傾聴に必要な、患者に全ての注意を向ける、という点においてはどうでしょうか。学生の⑨までの対応には、患者がどのような思いを抱えているのか、どのようなことを感じているのか、そして患者の不眠の原因は何であったのかについて関心が示されていません。⑩で患者は沈黙していますが、そのときの患者の思いや感情にも、学生は注意を向けられていません。その後の⑪で、この学生が考えたことは、患者がどう感じているか、何を思っているかではなく、患者が沈黙した状況について「自分が」どうしたらよいのかということに集中し、焦っているように見えます。これは、患者に全ての注意を向けられていなく傾聴とは言えません。

（2）観察及び観察したことを患者と共有すること（Sharing Observations）

　傾聴と同時に大切なのは、観察です。観察では、患者の身体的状況だけではなく情緒的な状況にも焦点を当てることが大切です。看護師が観察した内容を患者と共有することは、看護師が患者に関心を向けていることの現れにもなります。例えば、「最近、元気がありませんね」というような声かけ一つでも、患者は看護師が自分のことを気にかけてくれていると感じ、それによって、患者が自分の思いを表出するきっかけとなることがあります。また、患者が震えているようであれば「震えていますね」と声をかけたり、つらそうな様子を観察したのなら「つらそうに見えます」など、観察したことを患者と共有することで、患者は抱えている思いを吐露することができるかもしれません。

　例えば、先程の3-1の看護学生と患者の例も、観察と観察したことの共有を用いると、全く異なる結果になる可能性があります。例3-2を見てみましょう。同じ場面です。

例 3-2　看護学生と患者のやりとり（その 2）

相手に対して知覚したこと	知覚したことに関して、考えたこと、感じたこと	相手に対して言ったこと、行ったこと
①「昨晩は、よく眠れなかったよ」疲れた様子で顔色が良くない	②眠れなかったんだ。顔色があまり良くないな。	③「そうなんですか。」
④「なんだか寝付けなくて…一晩中、ウトウトしていて…。睡眠薬をもらおうかなと思ったんだけれど…」	⑤いつも良眠される患者さんが、睡眠薬が必要と思うくらい、寝付けなかったんだ。	⑥「そうだったんですね。顔色が良くないですし、とても疲れているように見えます。何かあったのですか」
⑦「…」目を合わせず、うつむきがち	⑧変だな、何かあったのかな。患者さんが話されるのを、少し待ってみようかな。	⑨黙って側にいる。
⑩「昨日の夜、先生から、治療についての説明があったんだよね。そのことを考えていたら、寝付けなくなって…」	⑪治療のことが心配なのかな…。	⑫「治療のことを心配されているのですか」
⑬「心配っていうほどではないんだけれどね…」目を合わせない	⑭いつもの患者さんではないな。もう少し、患者さんが話されるのを待ってみようかな。	⑮黙って側にいる
⑯少しぎこちない笑顔を私に向ける	⑰どうされたんだろう。やはり何かあったのではないのかな。	⑱笑顔で黙って側にいる
⑲「いや…やっぱり気になっているんだろうね。治療をしても、完治するかどうか、わからないらしいんだ…」		

Exercise 3-2

a．例 3-1 と例 3-2 を比較して、異なることについて挙げましょう。

　この 3-2 の例では、看護学生は①で示されているように、患者の顔色や表情などを観察しています。そして、②や⑤から、患者の普段の様子と比較して、患者がいつもと異なることに気づいています。更に、⑥では、観察した内容の共有を用いて、患者に尋ねています。そして、⑦で患者が沈黙をしてしまっても、患者に関心を向けたまま、患者が次に話す内容を待っています。更に、⑬〜⑱でも、特に会話を交わしているわけではなくても、患者を気遣っている様子がうかがえます。それによって、患者は、眠れなかった理由を看護学生に話しています。

　傾聴と観察、そして観察した内容を共有する技術によって、看護師は、その時の患者が最も気にかけている内容について理解することが可能になります。そして、患者を更に理解するために、次

に何を尋ねるとよいのか、またどのような治療的コミュニケーション技術を用いるとよいのかについて考えられるとともに、出来事を患者の立場から捉えることも可能になります。傾聴と観察だけでも、看護師は、患者の思いを客観的に解釈し、患者のメッセージに気づき、効果的に反応することができるようになります。それでは、次に治療的コミュニケーション技術の沈黙について考えましょう。

(3) 沈黙（Silence）

　沈黙は、使い方によっては、非常に効果的な治療的コミュニケーション技術になります。私達自身に思い当たることがあると思いますが、人はさまざまな思いを抱えていても、それを即座に言葉で表現することに難しさを感じる場合があります。また、気がかりなことがあっても、目の前にいる相手に、何をどこまで話してよいのかを迷う場合もあります。そのため、看護師が患者への関心を維持したまま沈黙を用いることで、患者が考えをまとめたり、自分にとって大切な問題に焦点を当てたりするための時間を持つことができます。看護師は沈黙を恐れず、沈黙を上手に使って、患者の言葉を待つことが大切です。

　沈黙で大切なことは、患者への関心を看護師が非言語的に示すことです。「私はあなたを気遣っています」「私はあなたのためにいます」そして「私はあなたが話す準備ができるまで待ちます」という看護師の姿勢は、非言語的に患者に伝わることが多いのです。沈黙の最中でも、患者への関心を失わず、患者が発する非言語的メッセージを受け止め、さらに看護師自身が発する非言語的メッセージにも注意を向けることが必要です。沈黙を用いたとしても、例えば、看護師が部屋の中をキョロキョロ見回したり、貧乏ゆすりをしたり、記録を書いたり時計を見たりすることは、患者に関心がないまたは患者に集中していないということを非言語的に表すことになります。

　例3-2では、看護学生は、⑧と⑨そして⑭と⑮で、沈黙を効果的に用いています。普段と異なる患者の様子から、何かあったのではないかと関心を寄せて心配しつつ、患者が話し出すのを待っています。また、⑯の患者からの非言語的サインを捉え、⑱で微笑みを返すことで、相手を気遣っていることを非言語的に伝えています。

　看護学生が患者と相対するときに多いのは、「患者さんが話終わったら、すぐに次の質問をしなければならない」と思い込むことです（Videbeck, 2014）。例3-1の看護学生は、沈黙によって不安を感じていました。看護師が、患者が黙ってしまったときに、どうしたらよいかを考えたり、または患者が話している最中に、この話が終わったら次に何を尋ねよう、と考えているとしたら、それは患者に全力で関心を向けているとは言えません。そういった場合のコミュニケーションは、例3-1で示したように、表面的なやりとりで終わってしまいます。

　看護師を含む医療従事者は、患者の悩みや苦しみを聞くと、それを解決するために「何かをしなければならない」と思うことが多いのではないでしょうか。しかし、患者は、ただ側にいて、自分の話を黙って聞いてくれる誰か、自分が直面している困難を理解してくれる誰かを求めている場合も多いのです。沈黙の際、看護師が、何と声をかけてよいかわからず、自分には何もできないと思ったときは、不安になり居心地が悪くなるなど、その場を離れたくなるかもしれません。しかし、目の前にいる患者は、看護師がその場から離れたいと思う気持ちよりも、多くの困難を抱え苦痛に耐えています。看護師は、沈黙があっても、適切な声かけがわからなくても、何かを実際にすることができなくても、患者への関心と患者のために自分は存在するという姿勢を忘れずに、その

場に留まり患者と一緒にいることが大切です。

　いかがでしょう。傾聴、観察、沈黙は、実はさほど言語的コミュニケーションを必要としない技術です。患者の話を集中してよく聞くことで意味や意図を理解しようとすること、患者の非言語的コミュニケーションや身体状況をよく観察することで状態を捉えようとすること、そして忍耐力を持ち、時には沈黙を用いて患者が話すのを待とうとすることができれば、言語のやり取りがなくても、患者の多くを理解することが可能になります。

（4）距離を縮めること（Reducing distance）

　患者との物理的な距離を縮めることも、非言語的な治療的コミュニケーション技術になります。もし、患者との距離が遠かったり、患者との間に物が置かれていたりして、患者の話を聞きづらいと感じる場合、または患者の状態を確実に観察できないと思う場合は、そのままにせず、物を除けたりして患者に近づきましょう。患者との物理的距離を縮めて近づくことは、患者の話をもっとよく聞きたいという看護師からの非言語的メッセージの現れになります。

（5）タッチ（Touch）

　タッチは、おそらく、相手にケアリングや愛情を示す世界共通の非言語的コミュニケーションであるとともに、人間にとって非常にパワフルな非言語的コミュニケーションでもあります。研究報告によると、抱かれたり撫でられたりという経験が全くない赤ちゃんは死亡する確率が高くなることが指摘されている一方で、優しくさすられたりタッチされたりすることが高齢者のストレスや疼痛レベルを低下させることが明らかになっています（Hosley & Molle, 2006）。医療の現場においても、タッチはよく用いられます。患者は、不安、孤独、悲しみ、痛みなどを抱えています。看護師が、患者を助けたいという思いから行う優しいタッチは、患者に容易に伝わります。相手を気遣うシンプルなタッチは、相手に安心感や癒しを与えることが多く、最も効果的な治療的コミュニケーション技術となり得ます。

　ただし、中には、他者に触れられることを不快に感じる患者もいますし、タッチを好ましく思わない文化の患者もいますから、タッチを用いる際には注意が必要です。例えば、あなたが患者の手に触れた際に、患者が自分の手をあなたの手の上に更に重ねたり、あなたにより近づいたりした場合は、あなたのタッチは受け入れられているということになります。しかし、タッチをした際に、患者が緊張して堅くなったり、あなたから遠ざかろうとしたり、腕や足を組んだりするようでしたら、その患者にとって、タッチは好ましくないということになります。

　それでは、次に、患者から情報収集をする際に有効な、言語的な治療的コミュニケーション技術について紹介しましょう。

（6）患者に面接の目的や概要を伝えること（Establishing guidelines）

　患者から情報収集をするために面談をする際（アナムネーゼ聴取など）、特に初めて患者と面接をする際などは、看護師は挨拶や自己紹介をするとともに、これから面接ですることの概要を伝えたり、目的や所要時間を明確に伝えることが重要です。これらは、基本的なマナーであり、患者を尊重している態度の現れにもなります。これにより患者は、この面談の目的を理解するとともに、入院前の経過を話す、病状について説明するなど、自分に何を求められているのかを知り準備をすることができます。例えば、「入院前の経過や病状などについて、お話をお伺いしたいと思います。30分ほどかかりますが、よろしいでしょうか」などと患者に尋ねると良いでしょう。

（7）広く開かれた質問を用いる（Giving the client broad-openings）

　患者との最初の面接やアナムネーゼ聴取の際に、患者が話しやすいように、開かれた質問を用いることも治療的コミュニケーション技術のひとつです。「今日は、どうされましたか」「入院までの経過について、お話いただけますか」などが、広く開かれた質問の例になります。これらの質問を用いることで、患者のニードに重点が置かれることになり、患者が話したい内容・患者が重要だと思っている事柄を患者自身が選択できます。また、「そうですか、それでどうされたのですか？」という開かれた質問や、「どうぞ続けてください」などの声かけを継続的に用いることで、患者自身が伝えたいと思う方向に焦点を当てることができます。

（8）承認（Acknowlegement）

　患者とのコミュニケーションでは、患者自身及び患者の努力や貢献を認めましょう。承認することによって、患者－看護師関係における患者の役割の重要性を示すことができます。後述する、言い換え、投げ返し、合意的確認も、患者－看護師関係における患者の参加を認めるものになります。まずは、以下の2つの例を見ましょう。

例3-3
　　看護師　「阿部さん、健康上の理由から、体重を減らすことが大切です」
　　患者　　「自分なりにいろいろなダイエット方法を試してみたのですが、全然減らないんです」
　　看護師　「何か減量方法を考えないと。これ以上、体重を増やしてはいけません」

例3-4
　　看護師　「阿部さん、健康上の理由から、体重を減らすことが大切です」
　　患者　　「自分なりにいろいろなダイエット方法を試してみたのですが、全然減らないんです」
　　看護師　「今、少し、お話する時間はありますか」
　　患者　　「はい、あります。血圧も高いし、心臓に負担もかかっているって言われていて、体重を減らさなければならないことはわかっているんです。でも、何をやってもうまくいかなくて」
　　看護師　「阿部さん、努力されているのですね。一緒にどうしたら体重が減らせるかを考えま

しょう。まず、どのような食事制限をしているのか、教えていただけますか」
患者　「ありがとう。自分でも、もう、どうしたらよいのかわからなくて困っていたんです」

Exercise 3-3

a．例 3-3 と例 3-4 の看護師の対応の違いについて考え、挙げましょう。

　　　　　　　　　　　　　　　　　　　　　　　　　　　　　　　　　　　　

例 3-3 の看護師は、患者の話を聞かないだけではなく、患者が自分なりに努力しているという状況を受け止めているようには見えません。むしろ、現在の状態から、患者である阿部さんの努力を否定または失敗であると捉えているようにも見えます。患者にとって必要な「減量しなければならない」ということを繰り返し述べていることにとどまっています。一方、例 3-4 の看護師は、患者の自分なりにいろいろ試したけれども（体重が）減らないという発言とその発言からうかがえる患者の努力を認めています。その上で、一緒に考えることを患者に提案しています。

例 3-3 の看護師のように、患者を認めることをせずに必要なことを伝えるだけの対応は、時間の節約ではあるかもしれませんが、患者とのコミュニケーションはその時点で妨げられ、患者の問題解決を助ける方策について見つける事ができなくなります。

（9）言い換え（Restating）

言い換えとは、相手がそう表現したであろうと看護師が思う患者の考えや思いを、単純に繰り返して患者に返すことです。したがって、言い換えでは、看護師は、患者が用いた言葉をそのまま使うか、もしくはほぼ同じ意味の言葉を用いて繰り返します。

言い換えは、患者の発したメッセージの重要ポイントについて、看護師の解釈や理解を、患者に確認することにもなります。看護師が言い換えのテクニックを用いることで、患者は、自分の考えや思いが看護師に伝わったことがわかり、更にコミュニケーションを図ろうとするかもしれません。また、もし、看護師の言い換えた内容が、患者の伝えたい考えや思いと異なっている場合は、患者からそうではないと正してもらう良い機会にもなります。以下に、2 つの例を示します。

例 3-5
患者　「昨日は、あまり良く眠れなかった…身体がだるいよ。夜中に、お腹が痛いなって思って目が覚めて。痛み止めの注射をしてもらうほどではないかなとか、注射をお願いした方が良いかなとか、どうしようって迷って考えているうちに朝方になって…。それで、結局、朝方、いよいよ我慢できなくなって、看護師さんが来てくれたときに、注射をお願いしたんだよね」
看護師　「昨夜は、お腹の痛みがあって、よく眠れなかったのですね」
患者　「そうなんだよ。夜中に痛くなると、ちょっと迷うね。看護師さんが、来るのを待っていたけど、待ち遠しかったよ」

例 3-6

    患者　「昨日は、あまり良く眠れなかった…身体がだるいよ。夜中に、お腹が痛いなって思っ
　　　　て目が覚めて。痛み止めの注射をしてもらうほどではないかなとか、注射をお願いした
　　　　方が良いかなとか、どうしようって迷って考えているうちに朝方になって…。それで、
　　　　結局、朝方、いよいよ我慢できなくなって、看護師さんが来てくれたときに、注射をお
　　　　願いしたんだよね。それで、ようやく痛みが治まって、眠れたよ」

    看護師　「昨夜は、考えすぎて、眠れなかったのですね」

    患者　「考えすぎっていうか、お腹が痛くて…注射をお願いするかどうか迷ったんだよ…」

　上の２つの例では、患者は同じ内容を看護師に伝えています。看護師が、言い換えを用いて、
看護師がそうであろうと理解した内容を患者に伝えることにより、患者が本当に伝えたいことは何
であったのか、この例の場合は、腹痛があってよく眠れなかったこと、が判明しています。

（10）投げ返し（Reflecting）

　投げ返しは、看護師が「患者の発した言葉や態度の奥にあるのではないか」と思う感情について、
看護師自身の言葉を用いて患者に伝えることで、患者のその思いの表出や気づきを助ける治療的コ
ミュニケーションの技術です。

例 3-7

    患者　「昨日は、あまり良く眠れなかった…身体がだるいよ。夜中に、お腹が痛いなって思っ
　　　　て目が覚めて。でも、痛み止めの注射をしてもらうほどではないかなとか、注射をお願
　　　　いしようかなとか、どうしようって迷って、考えているうちに朝方になって…。それ
　　　　で、結局、朝方、看護師さんが来てくれたときに、注射をお願いしたんだよね」

    看護師　「昨夜は、お腹の痛みのせいで、よく眠れなかったのですね」

    患者　「そうなんだよ。夜中に痛くなると、ちょっと迷うね。看護師さんが、来るのを待って
　　　　いたけど、待ち遠しかったよ」

    看護師　「看護師が朝の巡回に来るまで痛みを我慢していたのですか？それは、つらかったで
　　　　しょう…」

    患者　「確かにつらかったなぁ。ずっと痛みを我慢していたからね。看護師さんが来て、ホッ
　　　　として、涙が出そうになったよ」

    看護師　「痛みがあって、１人で耐えていたのでしたら、不安だったのでは？」

    患者　「そうだね…。看護師さんが来たときには、これでやっと痛みから解放されるって安心
　　　　したから、涙が出そうになったんだろうね。自分でも気づかなかったけど、相当不安
　　　　だったんだね」

    看護師　「痛みがあるときには、我慢しなくてよいんですよ。いつでも、看護師を呼んでくださ
　　　　い」

    患者　「ありがとう」

　例 3-7 の看護師は、投げ返しを用いて、その状況の患者が感じていたつらさや不安を表出するこ

とを助けています。これによって、患者は自分の行動や身体的苦痛の裏に隠れていた感情に気づき、自分をよりよく理解することができるようになります。

（11）明確化（Clarification）

　治療的コミュニケーションにおける明確化は、看護師が患者から発信されたメッセージ（及びその意味）を正確に理解するために、更に患者に尋ねたり、または患者に詳しく説明を求めることを通して明らかにすることを意味します。患者と話している中で、自分が良く理解できていないと思う場合は、「私が良くわかっていないので、もう一度、説明していただいてもよろしいでしょうか」と尋ねたり、「〜は、○○と言う意味でしょうか？それとも、××ということでしょうか？」と尋ねたりしましょう。または、「すみません、ちょっと混乱してしまったので、もう少し説明していただけますか」とお願いしたりして、患者の意図するメッセージを明確にしましょう。それでは、先ほどの例 3-7 と同じ状況で明確化を用いた例を紹介します。

例 3-8
　　患者　　「昨日は、あまり良く眠れなかった…身体がだるいよ。夜中に、お腹が痛いなって思って目が覚めて。痛み止めの注射をしてもらうほどではないかなとか、注射をお願いした方が良いかなとか、どうしようって迷って考えているうちに朝方になって…。それで、結局、朝方、看護師さんが来てくれたときに、注射をお願いしたんだよね」
　　看護師　「昨夜は、お腹の痛みのせいで、よく眠れなかったのですね」
　　患者　　「そうなんだよ。夜中だと、ちょっと迷うね」
　　看護師　「迷うっていうのは、夜中に注射をすることについてですか？それとも、看護師を呼ぶかどうかですか？」
　　患者　　「うん、夜中だと、看護師さんを呼ぶのは、悪いなって思うんだよね。なんとか朝まで我慢できないかなぁとか思ってしまって…。看護師さんが来るのが待ち遠しかったよ」

　この例では、患者の「迷う」という発言について、何について迷うのか、つまり迷っている「内容」について明確にすることで、正確に理解しようとしています。話を聞いているからといって、相手の意図や意味が全てわかるとは限りません。患者からのメッセージについて、自分の理解が曖昧であると思った場合は、率直に相手に確認をして、明確にすることが大切です。
　患者の発言について尋ねることを、相手に失礼であると捉える人もいるかもしれません。しかし、明確化をすることは、看護師が患者の話をよく聞いていて、内容をしっかりと理解したいと思っていることの現れです。その上で、深く理解をするためにはもう少し患者の手助けが必要であると、患者に伝えていることにもなります。患者を理解したい、患者の伝えたいと思う内容について、正確に受け取りたいと思っての行動なのですから、尋ねることを恐れずに、素直に率直に患者に伝えましょう。
　また、看護師が伝えたいと思う内容が、患者にうまく伝わっていないと感じる場合にも、明確化の技術を用いることができます。その場合は、「多分、私の説明が良くなかったと思いますので、もう一度説明させてください」と依頼したり、「私がお伝えしたいと思っているのは、このことです」などと伝えましょう。

（12）合意的確認（Concensual Varidation）

　治療的コミュニケーションにおける合意的確認（相手との合意を求めることによって確認すること）は、前述した明確化に似たテクニックです。ただし、明確化は、患者が発したメッセージ全体や内容について、尋ねたり詳しく説明を求めることによってその意味を明確にすることを指しますが、合意的確認は、患者が発したメッセージの中の特定の言葉の意味について取り上げ、確認を図ることによって明確にするために用いられます。

例 3-9
　　患者　　「昨晩は、全然眠れなかったよ」
　　看護師　「全然？　一睡もできなかったということですか？」
　　患者　　「いやいや、全く眠れなかったわけではないんだけれど、寝つきが悪くて、眠ってもすぐ目が覚めてしまって…眠りが浅いのか、何回も目が覚めるし。眠っていないわけではないのだけれど、よく眠れたという感じがしない…疲れが残っていて。なんとかならないかな…」

　この例では、看護師は、患者の発した「全然」という言葉の意味について、合意を求めることで確認を試みています。その結果として、患者が「全然」という言葉で伝えたかったことは、「一睡もできなかった」「全く眠れなかった」ということではなく、「眠りが浅くて、熟眠感がなく、疲労感がある」ということであることがわかります。この例では、合意的確認を用いながら、患者が発した言葉の意味を正確に捉えようとすることで、患者の眠りにおける本当の問題点が明確になっています。問題点が明確でなければ、その解決へ向けての有効な看護援助もできなくなるため、患者の発する言葉の意味を安易に捉えるのではなく、合意的確認を効果的に用いて、本当の意味、そして患者にとって本当に問題となっていることを確認しましょう。

（13）焦点化（Focusing）

　焦点化とは、患者とのコミュニケーションを図る中で、重要な話題について集中的に深めたり、広げたりできるように支援することや、1つの話題に集中させることを意味します。この技術は、特に、話題があちらこちらに散らばるような患者の場合には、効果的に用いることができます。例を紹介します。

例 3-10
　　患者　　「今日の午前中は眠くて、リハビリがきつかったよ。昨日初めて睡眠薬をもらって、ぐっすり眠ったんだけど、眠くて眠くて、リハビリの最中も、膝がカクってなって、こけそうになった。でも、リハビリのスタッフのZさんが親切で、支えてくれたから転ばなくて済んだんだ。Zさんは、若いけど、優しくて、しっかりしていて、いつも励ましてくれるんだよ。本当に、いい人だよね。Yさんも、いいよね。明るくて、いつも声をかけてくれる。この病院は、看護師さんも、リハビリの人たちも、みんな優しくていいね」

看護師　「井上さん、昨晩は、睡眠薬を服用されたのですね」

患者　　「そうなんだよ。入院してから、あまり良く眠れないから、先生に頼んで睡眠薬を出してもらったんだ。おかげで昨日は、ぐっすり眠れて、朝、看護師のXさんが来たときも、半分眠ってたくらいだよ。看護師のXさんも、優しくて、テキパキしていていいよね。中学生のお子さんが2人もいるんだってね。うちの孫も中学生だから、Xさんはうちの娘と同じくらいかな。看護師さんは、夜勤もあるから、家庭との両立は大変だろうね」

看護師　「確かに、Xさんは、とてもテキパキしていて、能力の高い人ですね。ところで、井上さん、午前中も眠かったということでしたら、睡眠薬が効きすぎているのではないでしょうか」

患者　　「そうかもしれないね。朝になっても眠気が続いて、朝ご飯も眠くてあまり食べられなかったし。フラフラするし。いつもは全量食べるんだよ。病院の食事はおいしくないっていうけど、この病院の食事はおいしいよね。いつも朝はパンだって言ったら、パンを出してくれるし」

看護師　「そうですね、この病院の食事は患者さんにも評判が良いですよ。井上さん、睡眠薬が効きすぎているのかもしれませんね。フラフラするのでしたら、リハビリもあるので、転んだりしたら大変ですね。先生に伝えてお薬の相談をしてみましょう」

患者　　「そうだね。確かに、リハビリのときも、眠くて、身体に力が入らなくて、膝がカクッてなって危なかったなぁ。Zさんが支えてくれなかったら、大怪我していたかもしれないね」

　例3-10では、看護師は、患者の発したメッセージから、患者が昨夜初めて睡眠薬を服用したこと、午前中まで眠気が強く残っていること、その眠気によってリハビリテーション中に転倒しそうになったことを知ります。そして、睡眠薬による眠気が強く残っていることは患者の安全を脅かす重要な問題であると考え、更に情報を収集しようとしています。患者は、看護師の情報収集の意図には気づいていないので、思いついた話題を話していますが、看護師は、治療的コミュニケーション技術の焦点化を用いて、患者を重要な話題に引き戻しつつ、問題解決のために必要な情報を収集しています。

(14) 自己開示（Self-Disclosure）

　患者とのコミュニケーションにおいて、看護師が自分自身のことや体験などを患者に話すこと、つまり自己開示することが、患者の思いの表出に有効に機能する場合があります。この場合に忘れてはいけないことは、看護師の自己開示が目的ではなく、看護師の自己開示によって患者を助けることが目的となるということです。看護師は、自己開示することが、患者にとって手助けになるかどうかを判断する必要があります。

例3-11

患者　　「気持ちが落ち込んでくると、洗面や歯磨き、着替えさえも面倒になって、何にもしたくなくなるんだよね。だらしないとは思うんだけど…。妻にも嫌がられるし」

看護師　「私もそういうときありましたよ。私が、学生のとき、看護師の国家試験に受かるかどうか心配で。数か月、一生懸命勉強しても模試の成績が悪くって、どう勉強してい良いのかわからなくなるし、先生にも叱られるしで落ち込んでしまって。そのときは、歯も磨かず、顔も洗わず、人に会うのさえも嫌になって、ずっと家に閉じこもって。問題集だけはと思って、それだけはしていましたけど、その他のことは何もできなくなって。まあ、何とか受かったから良かったんですけど」

患者　　「看護師の国家試験ってそんなに大変なんだ…」

例 3-12

患者　　「気持ちが落ち込んでくると、洗面や歯磨き、着替えさえも面倒になるんだよね。だらしないとは思うんだけど…。妻にも嫌がられるし」

看護師　「私も、学生のときに落ち込んだことがあって、そのときは似たような体験をしたことがあります。気力がなくなって、何もしたくなくなるというか。ちゃんとしようと思っても、なかなか難しかったりして」

患者　　「そうなんだよ。気力がなくなって、何をするのもきついし、億劫になってしまう。でも、妻は、そういう私を見ると、どうしてちゃんとできないのって思うみたいで。だから、妻の前では、出来るだけちゃんとしたいと思って気を張っているんだけど、気持ちが落ち込んで気力がなくなってくると、だんだんできなくなってくる…」

Exercise 3-4

a．例 3-11 と 3-12 で、看護師は自己開示をしていますが、この 2 例には少し違いがあります。どのように違うのか、考えましょう。

例 3-11 の看護師も例 3-12 の看護師も、自分も似たような体験をしたことがあるという、自己開示をしています。ですが、例 3-11 の看護師は、自己開示をすることで、話の焦点を、患者の状態から自分の話に引き寄せてしまっています。それによって、患者の反応は、看護師の話に関するものになってしまいました。反対に、例 3-12 の看護師は、自己開示を患者の話の筋に沿った内容に留めることで共感を伝えることができています。また、この看護師の自己開示によって、患者は、更に自分の気持ちを深めて、「気力がなくなっている」ことについて知ることができています。このように、看護師の自己開示は、自分の事を少し話すことで患者に共感を示し、患者の思いや感情を更に聴くことのできる有効な方法となる可能性があります。

（15）要約（Summaring）

患者との面接が終了に近づいた際や、1 つのトピックについての話が終了した際に、今まで話した内容の主要なポイントについて要約することは効果的です。要約では、「これまでの話を整理す

ると～」や「これまでのお話で私が理解したことは～ですが、それでよろしいでしょうか」などを
用います。要約を用いることで、患者の当面の問題と直接関係のある重要な話題が何であり、関係
のない話題が何であったのかを明確にすることができます。また、要約の技術は、健康教育をした
場合であれば教授内容の振り返りになりますし、情報提供した内容についての患者の理解度や患者
が重要視している内容について確認することにも役立ちます。更に、ひとつの話題から次の話題へ
移行することや面談の終了を患者に示唆することもできます。そして、要約とともに、「これまで
のところで、何か聞きたいことはありませんか」や「何か気になっていることなどはありませんか」
などを尋ね、患者にとっての気がかりなことを全て打ち明けられるような機会を持つことも有効で
す。

　これまで、代表的な治療的コミュニケーション技術を見てきました。それでは、次に、非治療的
コミュニケーション技術について考えましょう。

3. 非治療的コミュニケーション技術（Nontherapeutic Communication Techniques）

　治療的コミュニケーション技術と異なり、非治療的コミュニケーション技術は、患者との効果的
な意思疎通及び患者と看護師の関係形成を妨げます。非治療的コミュニケーション技術には、「必
要なことをしない技術」と「望ましくないことをしてしまう技術」があります。まず、必要なこと
をしない非治療的コミュニケーション技術、傾聴しない、精査しないについて、確認していきま
しょう。

(1) 傾聴しようとしない、または傾聴しない（Failure to Listen）

　傾聴は看護師にとって最も有効な治療的コミュニケーション技術です。つまり、その対極であ
る、傾聴しようとしない・傾聴しないことは、患者－看護師関係の破綻を招く大きな要因になりま
す。傾聴しないということは、看護師自身のニードを、患者のニードよりも優先することを意味し
ます。看護師が、患者に関心を向けず、患者の声に耳を傾けず、自分の行いたいことのみを行うの
では、看護を提供していることにはなりません。患者からの信頼は得られず、治療的関係どころか
普通の人間関係ですら構築することができなくなります。

(2) 精査しようとしない、または精査しない（Failure to Probe）

　精査しないとは、患者からのメッセージが曖昧であっても、それ以上念入りに尋ねて確認するこ
とや詳細に尋ねることをせず、明確にしないことを意味します。つまり、治療的コミュニケーショ
ン技術の明確化や合意的確認を用いないことを意味します。これまで私達は、相手が伝えたいと思
うことをこちらが必ずしも正確に受け取っているとは限らず、そのために、相手の発したメッセー
ジを確認しながら正確に受け取るための方法を学んできました。患者から発せられたメッセージを
更に念入りに確認したり、精査しようとしないのであれば、正確な理解にはつながらず、患者につ
いての十分な情報を得ることができないことになります。特に、身体的なアセスメントを実施する

際には、不十分で不完全な情報収集になり、結果として、患者への看護提供や看護過程の展開をも不十分なものにしてしまいます。次の例を考えましょう。

例3-13
　　状況　　患者は70歳の男性で高血圧があり、糖尿病の教育入院中（2日目）です。本日は、入院2日目、朝の8時です。
　　患者　　「なんだか、お腹が痛いんです」
　　看護師　「どのような痛みですか」
　　患者　　「みぞおちの当たりが痛いんです」
　　看護師　「先生に、胃薬などを処方してもらいましょうか」

　　例3-13の看護師は、患者の腹痛の訴えから、胃の問題だろうと安易に判断していますが、そのように判断するためには、本来は更なる情報収集が必要です。痛みの部位、痛みの性状、いつから始まったのか、持続的か断続的か、随伴症状などの問診をしたり、フィジカルアセスメントをするなど情報を得て、更に患者の疾患や既往を含めて考え、患者に何が起こっているのか、何が起こる可能性があるのかをアセスメントすることが大切です。例のように、部位だけを確認して、胃痛であると判断してしまうのは早計過ぎます。では、次の例3-14を見てみましょう。例3-13と同じ状況です。

例3-14
　　患者　　「なんだかお腹が痛いんです」
　　看護師　「お腹が？　お腹のどこが、どのように痛いのか教えていただけますか」
　　患者　　「みぞおちの当たりが痛くてキリキリします」
　　看護師　「いつから痛みがありますか？」
　　患者　　「朝方4時頃からかな…。急に痛くなって」
　　看護師　「以前このような症状になったことはありますか」
　　患者　　「いや、ないです」
　　看護師　「では、ちょっとお腹を見せていただけますか。ベッドの上で横になってください。（視診中）少し冷や汗をかいていますね。（打診・触診の結果）腹部に圧痛はありませんし、お腹も柔らかいですね。（聴診の結果）腸の動きも良いですね。お腹の痛み以外で、特に気になることはありませんか」
　　患者　　「なんか、ムカムカするというか、少し吐き気がして、気持ちが悪くて…。あとは、あんまり関係ないかもしれないけど、左肩や腕がなんか痛くて…」
　　看護師　「左肩や腕ですか？右側には痛みはないですか？」
　　患者　　「右側は全然大丈夫なんだよね。不思議だな」
　　看護師　「胸が痛かったり、苦しかったりはしませんか？呼吸は苦しくないですか？」
　　患者　　「いや、それは大丈夫です」
　　看護師　「ちょっと医師に相談してきますね。ベッドの上で安静にしていてください」
　　※その後の状況：看護師は、患者の症状を詳細に聞き出して得た情報と、患者の高血圧・糖尿病という病状から、この患者に起こっていることが単なる胃腸症状ではなく、心筋梗塞の可能性

があることをアセスメントしました。医師にアセスメント結果を伝え相談した結果、心電図撮影の指示が出され、心電図上で心筋梗塞の所見が見られたことから、この患者は冠動脈疾患集中治療室（CCU）へ転棟となりました。

　一見、消化器系の問題のように見える患者の腹痛も、実はその背後に重篤な別の臓器の疾患が隠れている場合があります。念入りに精査するためには、ある程度の疾患の知識が必要になるため、初学者には難しいかもしれません。しかし、疾患の知識が少なくても、基本のフィジカルアセスメントを忘れずに、患者の状態を慎重に精査したり、更に探索して情報を収集することが重要です。患者の状態を正確にアセスメントするためには、患者から提供されたほんの少しの情報だけで安易に判断せず、看護のために必要な基本的な情報を確実に網羅して収集しましょう。

　ただし、この念入りな精査や確認は、例えば、患者のプライベートな問題や精神的な問題の場合には注意が必要です。特に信頼関係が十分に築かれていない場合、患者がまだ看護師には自身のことを明かしたくないと思っている可能性もあります。その場合は、患者に執拗に尋ね続けることや回答を強要することは、良い結果を生まず、患者が看護師にプライバシーを侵害されると感じることもありますので注意しましょう。

　それでは、次に、望ましくないことをしてしまうという非治療的コミュニケーション技術について確認しましょう。

(3) オウム返し（Parotting）

　オウム返しとは、患者の発言を継続的に繰り返すことです。同様の治療的コミュニケーション技術として、言い換えや投げ返しを紹介していますが、オウム返しは、それらを過剰に繰り返し用いることを指します。治療的コミュニケーション技術が修得できていない初学者は、患者の話の内容全体へ注意を向けることが難しいため、患者の発言の一部をただ単に繰り返すという、このオウム返しを用いる傾向が強いです。例を確認しましょう。

例 3-15
　　患者　　「昨晩は、よく眠れなかったよ」
　　看護師　「昨晩は、よく眠れなかったのですね」
　　患者　　「なんだか寝付けなくて…一晩中、ウトウトしていて…。睡眠薬をもらおうかなと思ったんだけれど…」
　　看護師　「一晩中ウトウトしていて、睡眠薬をもらおうと思ったのですね」
　　患者　　「やっぱり眠れないと、身体が疲れるね」
　　看護師　「眠れないと、身体が疲れますね」
　　患者　　「まあ、今晩は眠れるかもしれないね」
　　看護師　「今晩は、眠れるかもしれませんね」

　オウム返しは、実際のところは、患者の言っている内容を何の意図もなく繰り返していることであり、患者の話を傾聴しているとは言えない非治療的コミュニケーション技術です。

（4）自分の判断を押し付ける、批判的になる（Being judgmental or Criticizing）

　患者とのコミュニケーションの中で、看護師が批判的になり、自分の判断が正しい、自分の判断の方が良いと独断的になったり、患者に自分の判断を押し付けたりすることは、望ましいコミュニケーション技術ではありません。なぜなら、それは患者の価値観や信念、考え方を尊重していないことになるからです。更に、看護師自身の価値観、信念、考え方が、患者のものよりも正しく、尊重すべきものであると考えていることにもなるからです。「あなたは、こうすべきだ」「あなたは、そうすべきではない」「それは良い」「あれはダメだ」というようなことを患者に言うことがこれに該当します。

　自分の判断を押し付けるということは、看護師が、患者の行動について、良い悪いの判断をする権利があると考えていることの現れにもなります。また、そういった態度は、患者と看護師の関係を条件付きのものにする可能性もあります。言い換えると、「看護師である私の判断は正しい、だから私の言う通りにしている限りは、あなたを助けます」というような、条件付きの関係になりかねませんから注意が必要です。例を確認しましょう。

例 3-16
　　看護師　「上野さん、薬が随分余っているようですが…。きちんと服用されていますか」
　　患者　　「自分ではそのつもりなんだけれど、種類が多くてね」
　　看護師　「薬はきちんと服用すべきです。血圧も高いままですし、きちんと飲んでいるとは思えませんね」
　　患者　　「わかってはいるんだけど。種類も多いし、どれをいつ飲むのかがよくわからなくなっちゃうんだよね…」
　　看護師　「ああ、でも上野さんって、いつもちゃんと薬を飲まないですよね。いけませんね…。先生に言われた通りに、薬を飲まないのでしたら、いつまでたってもよくなりませんよ」
　　患者　　「…」

Exercise 3-5

　a．例 3-16 のような場合、看護師はどのような対応をするとよいと思いますか。

　例 3-16 の場合、看護師は患者が薬を医師の指示通りに服用していない状況について、良くないと判断し、患者の状況を確認することなく批判をしています。患者は何も言えなくなるとともに、次回も同じように薬が指示通りに服用できなかった場合、批判されることを恐れてこの看護師に会うことを避けるかもしれません。そうなると、問題解決にはつながりません。看護師は、患者が薬を処方通りに服用していない理由や背景にある状況を捉え、何が原因であるのか、どうしたら指示通りに服用できるのかを考える必要があります。看護師は、患者の行動を良い悪いと判断し批判す

ることではなく、問題の原因は何か、そして改善や解決のために、何をするとよいのかを患者と一緒に考えることが重要になります。

（5）（安易に）保証すること（Reassuaring、Reassuaring Cliches）

「すべてうまくいくよ」「大丈夫、全く心配はいらない」などと安易に患者を安心させるような言葉かけも望ましくありません。看護師がこのような言葉を用いて安易に保証することで、患者は思いを表出することができなくなり、患者の思いを否定することにもなります。以下の2つの例を確認しましょう。

例 3-17
　　患者　「今度の治療で良くなるといいんだけど。あんまり会社を休んでもいられないんだよね」
　　看護師「大丈夫、うまくいきますよ。何の問題もないですよ」
　　患者　「…」

例 3-18
　　患者　「今度の治療で良くなるといいんだけど…。あんまり会社を休んでもいられないんだよね」
　　看護師「この治療はとても有効なんですよ。一回で完治することは、もしかしたら難しいかもしれません。でも、ほとんどの患者さんが複数回の治療で完治に近い状況になっています。だから、遠藤さんの場合も、きっとうまくいくと思いますよ」
　　患者　「そうなんだ。じゃあ、多少会社を休むことになっても、しっかり治療を受けた方がいいんだね」

Exercise 3-6

　a．例 3-17 と例 3-18 の看護師は、どちらも治療はうまくいく、と患者に保証していますが、2人の看護師の違いはどのようなことでしょう。

　　例 3-17 では、患者は治療で病状がよくなるかどうか、そして治療によって会社を休んでいることについての不安を表出しています。しかし、看護師が安易な保証をすることで、患者はこれ以上自分の思いを表出することができなくなっています。その一方、例 3-18 の看護師の場合は、同様に患者に保証をしているのですが、しっかりとした根拠をもって治療の効果を保証しています。根拠がしっかりとある保証や励ましは、患者を勇気づけ、前向きになることを助けます。しかし、根拠のない、安易な保証や励ましは、有効な結果をもたらさないだけではなく、患者の思いの表出を妨げることになるので注意しましょう。

(6) 拒否すること（Rejecting）

「その件について話すのはやめましょう」「その話はもう聞きました」など、患者の話を拒否することも効果的なコミュニケーションではありません。それでは、まず、例を見ましょう。

例 3-19

状況	看護学生は、高齢の患者の小野さんを受け持っています。小野さんは、毎晩定期的に下剤を服用し、毎日排便があるのですが、本人としては残便感があるため、この3日間、毎朝、便がすっきり出ないと看護学生に訴えています。看護学生は、小野さんの排泄状況をアセスメントしましたが、食事摂取量も水分摂取も十分で、毎日排便もあることから、これ以上、何ら改善のためにできることはない状況でした。小野さんが、排便の話を始めると朝の時間が取られて、他の情報を収集することができず、その他のアセスメントが遅れていることから、看護学生は徐々に焦りを感じていました。今日は、実習4日目の朝です。
患者	「なんか便がすっきり出ないんだよね」
看護学生	「でも、小野さん、下剤も毎日服用していますし、毎日排便もありますよね。食事もちゃんと食べられているし、水分も取っていて、リハビリもしているし」
患者	「そうなんだけど、すっきりしないんだよ」
看護学生	「もう、排便の話はやめましょう。毎日、ちゃんと出ているのですから。ところで小野さん、今日の予定は何かありますか？」
患者	「…。ああ…予定ね」

※これ以降、患者である小野さんは、口数が少なくなり、看護学生が訪室しようとすると昼寝をしていたりと、看護学生を避けるようになりました。

例 3-19 の患者のように、患者が繰り返し同じ内容を話すような場合は、その内容が、その患者にとって大切であり、とても気になっていることである場合が多いです。そして、繰り返される内容は患者が真に表現したいことを捉えるための鍵になる場合もあります。疾患により同じ会話を患者が繰り返す場合もありますが、患者の本当に伝えたいことを捉えるためには、患者の話を拒まずに受け止めることが必要です。

看護師が患者とのコミュニケーションにおいて、特定の話題を拒否する場合には、看護師自身の不安が背景にあることが多いです。例 3-19 の場合ですと、患者の小野さんにとっては大切である排便の状況報告は、看護学生にとっては毎朝の同じ話でしかなく、その同じ話を聞かされることで、時間を取られてその他について情報収集する時間がなくなってしまうことに、学生が不安や苛立ちを抱いています。その結果、特定の話題、排便状況について、話すことを拒否してしまいます。しかし、患者は、自分が重要と思っている事柄について拒否をされると、その事柄を話すことを拒否されただけではなく、相手に自分自身を拒絶されたと捉えることが多いのです。患者が、相手（この場合は看護学生）に人として拒絶されたと思うことによって、看護学生との関係においての不安感が増し、接触を避けようとすることになることもあります。

(7) 防衛的になる（Defending）

　患者とのコミュニケーションにおいて、患者が、医療者や家族などの人物や何らかのルールや物事等について否定的、あるいは批判的な意見や感想を述べた際に、看護師が防衛的になることは、患者の意見や感情の表出を妨げます。患者は、自分にはそういった意見や感想、印象などをこれ以上述べる権利はないのだと考え、コミュニケーションはそこで終わってしまいます。これでは、有効なコミュニケーションにはなりません。以下に患者の発言に対して、看護師が防衛的になって医療者を擁護した2つの例を紹介します。

例 3-20

　　　患者　　「昨日は、トイレに行きたくて、ナースコールを押したんだけど、看護師さんがなかなか来てくれなくて。仕方がないから、自分で行こうとして、廊下を歩いていたら、1人で歩いたらダメだって、転んだらどうするって、（看護師の）Wさんに怒られちゃったよ。わかってはいたけど、15分待っても来てくれないし、我慢の限界だったんだよね…」

　　　看護師　「うちの病棟の看護師は、皆、能力も高く、一生懸命やっていますよ。夜勤では、人数も少ないのに、走り回っているし。特に、Wさんは、経験も豊富で、親身になってくれる人なんですよ」

　　　患者　　「…」

例 3-21

　　　患者　　「昨日から、夜の薬が変わったんだけれど、どうもあの薬を飲むと、ムカムカするような気がするんだよね。前の薬の方が良かったように思うんだけど…」

　　　看護師　「でも、医師のV先生はこの診療科の専門医で、とても腕の良い医者ですよ。V先生のすることに間違いはないですよ」

　　　患者　　「…」

　例 3-20 においても、例 3-21 においても、看護師は患者の批判的もしくは否定的な言動から、同僚の看護師や医師を擁護することによって、患者の思いをシャットアウトしています。その結果、患者はこれ以上、自分の感じたことや考えを話すことが出来なくなっています。例 3-20 では、独歩では転倒の危険性のある患者が、排尿のためにナースコールを押したが、看護師がなかなか来なかったため、尿意を我慢できなくなり仕方なく一人で歩行してしまった状況がうかがえます。また、例 3-21 については、患者に新しい薬の副作用が出現している可能性もあります。いずれの場合も、看護師が防衛的になり誰かを弁護することによって、患者はこれ以上のことが言えない状況になるため、この2つの状況における問題は解決には向かいません。

Exercise 3-7

a．例 3-20 及び例 3-21 において、看護師はどのように対応すると良いと思いますか。

（8）アドバイスする（Giving advice）

　患者にアドバイスをすることは、実は、あまり効果的なコミュニケーション技術ではありません。患者に「こうしなさい」「こうした方が良い」などアドバイスをするという行為は、看護師が、患者は自分のことを自分で決められない・看護師に従うべき存在であると見ている表れでもあります。これは、患者の能力を看護師が過小評価していることになります。アドバイスをすることは、患者に情報提供することとは異なります。看護師からの情報提供は、患者の知識を増やし、患者が意思決定することを助けますが、アドバイスをすることは、患者の意思決定する能力を奪うことになりますので、注意が必要です。例を確認しましょう。

例 3-22
　　患者　　「先生からは、今の段階で、もう一回治療をしても良いし、1 か月様子見てから治療をするかどうか考えてもよいって言われたんだけど、迷っているんです」
　　看護師　「絶対治療をした方が良いですよ」

Exercise 3-8

a．例 3-22 の状況では、看護師はどのように対応をするとよいと思いますか。

（9）紋切型の反応（Stereotyped responses）

　患者が発するメッセージに、ありふれた決まり文句を用いて返したり、型にはまった反応をしたりすることは、患者を唯一無二の存在として尊重せず、また患者の体験を重要なことであると捉えていない印象を与えます。例えば、「よくあることです」「物事の明るい面をみましょう」「落ち込んでないで元気を出しましょう」など、安易な意味のない紋切型の反応をすることは、患者と看護師の相互作用さえも意味のないものにしてしまいます。以下の例を見てみましょう。

例 3-23

看護師 「今日の調子はいかがですか」
患者　 「体がだるくてつらい…夜もよく眠れないし…死んだ方がましかもしれないと思うよ」
看護師 「誰でも、そういうときはありますよ」

この例の看護師の「誰でもそういうときはある」という発言からは、この看護師が患者の「つらさ」を理解しようとしていないことがわかります。更に、この患者の「つらい」という個別の体験を、誰にでも起こり得るありふれた体験であると捉え、それを暗に示しているようにも見えます。同じ疾患を持つ患者、同じ治療を受ける患者が、同じような症状を呈することはあります。しかし、看護師は、患者はひとりひとり異なる個性を持った人間であり、その体験も個別的なものであることを忘れてはなりません。

Exercise 3-9

a．例 3-23 の場合、あなたがこの場面の看護師だったとしたら、どのような治療的コミュニケーション技術を用いて、どのような声かけをしますか。考えてみましょう。

（10）話題を変える（Changing topics）

患者とのコミュニケーションの最中に、看護師が話題を変えようとすることは、コミュニケーションのポイントや重要点を看護師の視点からコントロールすることになります。これによって、患者が自由に思いを表出することを妨げられ、患者にとって重要な主題を看護師が逃してしまう可能性があります。以下の 2 つの例を見てみましょう。

例 3-24

状況　　看護師は、昼食の摂取量と服薬確認を行うために患者である加藤さんの病室を訪室しました。
看護師 「加藤さん、昼食はどのくらい食べられましたか」
患者　 「主食と副食それぞれ三分の一くらいかな」
看護師 「食欲がありませんか？吐き気は？」
患者　 「化学療法が終わったばかりだから、仕方ないんだろうけど、食欲が全然ないよ。吐き気まではないけど、体がだるくてキツイ。先生は、あと 1 クールは化学療法が必要って言っていたけど、正直、もう死んでもいいから、今回限りで化学療法はやめたいと思ってる…」
看護師 「…。14 時から、シャワー浴ですね。もう少ししたら準備しましょう」
患者　 「そうだね…」
看護師 「…。では、また後で来ます。失礼します」

Exercise 3-10

a．この例 3-24 において、「化学療法が終わったばかりだから（中略）今回限りで化学療法はやめたいと思ってる…」と発した患者はどのような思いを持っていたと思いますか。またその後看護師は話題を変えていますが、どのような思いで話題を変えたと思いますか。

それでは、同じ状況における、もう一つの例を見てみましょう。

例 3-25

看護師 「加藤さん、昼食はどのくらい食べられましたか」

患者 「主食と副食それぞれ三分の一くらいかな」

看護師 「食欲がありませんか？吐き気は？」

患者 「化学療法が終わったばかりだから、仕方ないんだろうけど、食欲が全然ないよ。吐き気まではないけど、体がだるくてキツイ。先生は、あと１クールは化学療法が必要って言っていたけど、正直、もう死んでもいいから、今回限りで化学療法はやめたいと思ってる…」

看護師 「昼食後のお薬は飲まれましたか」

患者 「飲んだよ」

看護師 「そうですか。では、また後で来ます。失礼します」

　私たちが話題を変えようとするときは、自分にとって何かしらの不安を引き起こすことや自分を脅かすのではないかと思う話題から自分自身を守ろうとして行う場合と、単純に自分に必要なまたは興味のあることについて情報を収集したいと思っている場合の２つの場合があります。例 3-24 は、前者の、自分を脅かす、触れられたくない話題に向かうことを避けようとする場合の例です。例 3-24 の看護師は、患者がもう化学療法をしたくないという患者のつらい思いについて、気づいてはいるのですが、それを自分が受け止めることができるかどうかに不安があり、その不安を避け、自分を守るために話題を変えている可能性が考えられます。その一方、例 3-25 の看護師は、後者の例で、昼食の摂取量と薬の内服ができたかどうかの確認、つまり自分が収集する必要がある情報のみに注意を向けているため、患者が弱音を吐いていても気づかず、患者のつらさにも全く関心がないように見えます。

　患者の情報収集をする際、特に話が散らばりやすい患者の場合は、話題を変えることが必要になることもあるでしょう。しかし、相手は、話したいと思う話題を一度でもシャットアウトされてしまうと、その話だけではなく、思い、気持ち、問題などを再度その人に伝えようとはしなくなる傾向が強いです。看護師は、話題を変えることによって、患者のそれ以上の思いの表出を妨げてしまう恐れがあることを十分に意識し、話題を変えることが適切な状況であるのかどうかをよく考えながら、注意深く行う必要があります。

（11）上から目線、横柄で恩着せがましい態度（Patronizing or Condescending Behavior）

　患者に対し上から目線になったり、患者を子ども扱いしたり、慇懃無礼な恩着せがましい態度を取ることも効果的なコミュニケーション方法ではありません。これには、患者に対して猫なで声で話したり、赤ちゃん言葉を使ったり、または苗字ではなく、名前や名字にちゃん付で呼びかけたり、「おじいちゃん」「おばあちゃん」などと呼びかけることや、お世辞を言ってご機嫌を取ったり、見せかけだけで賞賛したり、大げさに共感を示したりすることなどが含まれます。また、言語的なものだけではなく、座っている患者の側に立って見下ろしたり、全くアイコンタクトを取らないなどの非言語的な態度も含まれます。このような言動や態度を取ることは、看護師が患者の目上の存在であると示すこととなり、患者を尊重した誠実な対応とは言えません。それでは、例を確認しましょう。

例 3-26

84歳の患者である木下花子さんの昼食後の看護師の対応

看護師　「わあ、花ちゃん、よくできましたね〜。全量食べられましたね、えらい、えらい。パチパチパチ（拍手）。では、お膳は、私が片付けてあげましょうね」

患者　　「…」

Exercise 3-11

ａ．あなたがこの患者の立場だったとしたら、この看護師の態度をどのように思いますか。

もうひとつ、例を確認しましょう。

例 3-27

外来に肥満と血糖コントロールの為に通院している患者と看護師の対応

患者　　「今までは、ずっと食事の時には、ご飯を2杯食べていたのだけど、この間の受診の後から少し多めに盛って一杯だけにするようにしたんだよ」

看護師　（腕組みをし、足を組んだまま）「（ため息交じりに）はぁ…ご飯の量を2杯から多めの1杯ですか。ご自身ではその程度で、体重や血糖のコントロールが出来ると、本当に思いますか」

患者　　「あ…はい。自分では気を付けたつもりなんだけど」

　例3-27では、患者は、体重と血糖コントロールのために、今までの習慣を変えたことを看護師に報告しています。しかし、看護師は、患者に対して、腕組みや足を組んだままであったり、ため息をついたりなどの横柄な態度を示しています。また、患者の報告内容についても、上から目線で、「その程度」や「本当にそう思いますか」などと、患者の努力を不十分で無意味であると貶め

るような言い方をしています。

　患者はほとんどの場合、例 3-26 や例 3-27 のような看護師の態度を好みません。そして、看護師の態度や言動を表立って注意したり、咎めたりはしないかもしれませんが、内心では腹立たしく思っている可能性があります。また、このような態度は、患者の自尊心を低下させ、患者を依存させることになるとも言われています（Bradley & Edinberg, 1990）。看護師と患者は対等な関係です。主従関係ではありませんし、もちろん保護者と保護されるものと言う関係でもありません。たとえ患者が年齢を重ねて、生活に援助が必要な状況であったとしても、また患者の治療における知識が看護師より不足していたとしても、患者をひとりの人として尊重する態度を決して忘れてはいけません。

　それでは、最後の Exercise に取り組みましょう。

Exercise 3-12

状況　　　看護学生が、受け持ち患者の久保さんに朝の挨拶に来たところです。久保さんは、明るく温厚な 70 歳代の男性患者です。肺がんのため、ここ 2 年間ほど化学療法を繰り返しています。先月、7 回目の化学療法を受けましたが、その後、感染症を発症し 1 週間前に入院となりました。現在は、感染症も落ち着き、食欲も戻りつつあります。久保さんは、時々背部痛を訴えられていますが、薬物療法で疼痛のコントロールができている状況です。

看護学生　「久保さん、おはようございます。今日もよろしくお願いいたします。今日の体調はいかがですか」
患者　　　「まあまあだね。悪くないよ」
看護学生　「朝食は食べられましたか」
患者　　　「あんまり食べられなかったんだよね」
看護学生　「あんまりって…どのくらい食べられたのですか」
患者　　　「ごはんは 2 口くらいかな。おかずは 3 分の 1 くらいかな」
看護学生　「今日は、食欲がありませんか？」
患者　　　「うん…」
看護学生　「吐き気などは、ありますか」
患者　　　「いや、吐き気はないよ…」
看護学生　「背中の痛みは？」
患者　　　「痛みはさほどないよ」
看護学生　「熱は？熱が上がってきたのでは？」
患者　　　「いや、大丈夫」
看護学生　「じゃあ、どうしたんでしょうね…」
患者　　　「うん…」
看護学生　「今日は、あんまり体調が良くないように見えますね」
患者　　　「そうかな…」

看護学生　「はい…」

患者　　　「…」

看護学生　「…」

患者　　　「来週、転院することになったよ」

看護学生　「え、そうなんですか」

患者　　　「昨日、先生からお話があって…。もう、これ以上の積極的な治療はできないらしい。
　　　　　　あとは、痛みや苦痛を抑える治療に切り替えるしかないって言われたよ」

看護学生　「そうなんですか…」

患者　　　「これ以上何もできないっていうのがね…」

看護学生　「…」

患者　　　「あと、どのくらい生きられるのかな…」

ａ．この看護学生が用いている治療的コミュニケーション技術を挙げましょう。

ｂ．この看護学生の患者への対応で、良い点はどのようなことでしょう。

ｃ．あなたが、この看護学生だったとしたら、この後、この患者にどのような治療的コミュニ
　　ケーション技術を用いて対応しますか。考えましょう。

　この章では、主な治療的コミュニケーションと非治療的コミュニケーションの技術について、一つひとつ確認してきました。これらの治療的コミュニケーション技術について、理解することはできても、実際の場面で適切に用いることができるようになるためには、多くの練習や経験が必要になります。患者とのコミュニケーションの中では、自分に何ができるのだろうと不安になり、自分の弱さから逃れるために、患者の側から離れたり、非治療的コミュニケーション技術を用いてしまう場合もあるかもしれません。それでも、患者－看護師の援助関係においては、看護師は、できる限り、自分を治療的に用いることができるよう努める必要があります。

　治療的コミュニケーション技術は、患者を理解するために有効な技術であり、これらの技術を修得し用いたからといって、看護師と患者の援助関係が必ず良好になると保証するものではありません。大切なことは、看護の目的を忘れず、患者に向き合い、患者に関心を寄せ、患者の発するメッセージの意味を患者の意向に沿って正確に受け取ろうとすること、そして自分を患者のために役立てようとする姿勢です。その姿勢を基本として、治療的コミュニケーション技術を用いることで、

患者は看護師に信頼を寄せ、良好な援助関係を築く契機とすることができるのです。

Self-Reflection

1. 今までの経験の中で、あなたと誰かが会話をしているときに、相手が自分の話を傾聴していないと感じるときはありましたか。もし、あったとしたら、相手はどのようなことをしていたかについて、挙げましょう。

2. あなた自身の体験の中で、自分が困っているときや落ち込んでいるときに、家族や友人が、あなたについて見て取ったことを、あなたに伝えてくれた経験はありませんか。例えば、「元気がないね」「具合が悪そう」「顔色が悪いね」などと、声をかけられた経験はありませんか。そのとき、あなたはどのような気持ちがしたかを振り返りましょう。

3. 沈黙は、時として、人を居心地悪くさせることもあります。あなた自身は、会話中の沈黙について、どのように感じますか。家族や友人と、会話中の沈黙について実験しましょう。友人はどのように感じるのか、家族はどのように感じるのか、尋ねましょう。

4. 最近の誰かとのやり取りを振り返って、どのような治療的または非治療的コミュニケーション技術がそのやり取りの中にあったか、探してみましょう。また、それらの技術を用いたときに、あなたがどのような思いを持っていたのかを振り返りましょう。また、他の人がそれらの技術を用いたときに、あなたがどのような気持ちになったのかについても振り返ってください。

5. あなたが最も用いることの多い治療的・非治療的コミュニケーション技術、またはスムーズに用いることができると思う技術はどれでしょう。また、あなたが、個人的に使いづらいと思う技術はどれでしょう。理由も、考えましょう。

6. 友人や家族と5~10分程度会話をし、その際に、意識的に治療的コミュニケーション技術を用いて、相手の反応を観察しましょう。プロセスレコードに記録し、技術の有効性について考察しましょう。

引用文献
・Biestek, F. P. (1957). *The Casework Relationship*. Loyola University Press（バイステック、F.P. 尾崎新、福田俊子、原田和幸（訳）(2006)．ケースワークの原則；援助関係を形成する技法（新訳改訂版）．誠信書房
・Bradley, J.C., & Edinberg. M.A. (1990). *Communication in the Nursing Context*, Prentice Hall, p.216
・Hosley, J. & Molle, E. (2006). *Practical Guide to Therapeutic Communication for Health Professionals*. Philadelphia, PA; Elsevier
・Sundeen, S.J., Stuart, G.W., Rankin, E.A.D., & Cohen, S.A. (1998). *Nurse-Client Interaction: Inplementing the Nursing Process* (6th Ed.). St.Louism MI; Mosby. p.147-148
・Videbeck, A. L, (2014). *Psychiatric-menlal healthnursing* (6th Ed.), Philadelphia, PA; Wolters Kluwer Health/Lippincott Williams & Wilkins, p.98

参考文献
・Bolton, R. (1979). *People Skills: How to Assert Yourself, Listen to Others, and Resolve Conflicts*. New York; Simon & Schuster
・Hammond, D.C., Hepworth, D.H., & Smith, V.G. (1977). *Improving Therapeutic Communication*. San Francisco, CA; Jossey-Bass
・Hosley, J. & Molle, E. (2006). *Practical Guide to Therapeutic Communication for Health Professionals*. Philadelphia,

PA; Elsevier

・川野雅資編.（1997）. 患者−看護師関係とロールプレイング，東京；日本看護協会出版会

・Sundeen, S.J., Stuart, G.W., Rankin, E.A.D., & Cohen, S.A. (1998). *Nurse-Client Interaction: Inplementing the Nursing Process* (6th Ed.). St.Louism MI; Mosby

・Tamparo, C.D., & Lindh, W.Q. (2017). *Therapeutic Communication: For Health Care Professionals* (4th Ed.). Boston, MA; Cengate Learning

・渡部富栄.（2016）. 対人コミュニケーション入門：看護のパワーアップにつながる理論と技術. 横浜；ライフサポート社

・Videbeck, A. L, (2014). *Psychiatric-menlal healthnursing* (6th Ed.), Philadelphia, PA; Wolters Kluwer Health/Lippincott Williams & Wilkins

第Ⅱ部

患者に対する心のケア
（事例の展開とシナリオを通して考える）

第4章

患者の理解

この章の目的
  1. 患者（対象者）の状態のアセスメントに必要な視点について理解できる。
  2. アセスメントを踏まえ多角的な視点から、患者の状態について考えることができる。
  3. 患者の状態を踏まえ、患者と看護師の関係を考えることができる。

看護師は、患者との短い時間内のやり取りを通して、さまざまなコミュニケーションパターンや思考の特性、心理状態、感情の状態を把握します。患者と共有する空間に流れる空気を感じて受け止めながら、同じ空間にとどまったり、漂ったり…、患者と共にその空間に「居る」ということも大きな看護の仕事です。前の章でも学習したように、コミュニケーションにおいて看護の目的を考えながら、治療的コミュニケーション技術を効果的に活用できるようになるには、日々の研鑽が必要です。コミュニケーション技術は看護学生だけが学ぶ必要があるわけではなく、看護師になっても学び続ける必要があるということです。そのために、日々の患者とのコミュニケーションの一つひとつが、トレーニングになります。

第4章では、看護師が患者の治療を支援するうえで必要とされる、患者を理解するための視点について、また観察から看護計画や支援計画を立てる際のアセスメントについて学びます。ここからは、特にこころの問題を抱えている患者の理解について焦点をあてています。コミュニケーション技術を学ぶ第3章も、アセスメントの視点を踏まえ患者の全体像をとらえる方法を学ぶこの第4章も、どちらも看護実践に欠かせません。ただし、ここで紹介する視点は、このテキストの内容だけで理解できるというものではないため、それぞれの文献や図書などの資料を参考にして、理解を深めましょう。さらに第5章の事例について、実際に書き込みながら学習を進めましょう。

1. 患者の理解を深める

患者の健康状態や生活状態を捉えるためには、大きく、①疾患や障害の特徴、②健康状態の経過や治療経過、③日常生活行動と能力、④自我の状態の4つの側面についてアセスメントが必要であると考えます。

しかし、この4つの側面は患者を捉える際の絶対的な視点ではありません。患者を捉えるアセスメントツールはいくつもあります。どれか一つのみが他のアセスメントツールに比べて優れているということではなく、どれも強いところや弱いところ、それを用いるのに適した疾患の領域等が

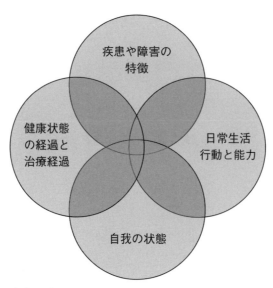

患者の全体像を理解するためにとらえる4つの
側面と重なり

あるでしょう。まずは、あなたの用いやすいアセスメントツールを用いて患者の生活をアセスメントすることがなにより重要です。

　このテキストの中では、あくまで概要や学習の手がかりを示すことにとどめますので、それぞれの内容をより深めるためには、参考資料の例を確認し学習しましょう。

　ここで示す4つの側面について、一部の側面に焦点を当てて患者を捉えて患者の理解を拡大し深めていくことも可能かもしれません。しかし、看護を実践する上では、疾患の理解と現在の健康状態、こころの健康状態、生活への影響という4つの側面は上図のように重なり合い、それらのアセスメントを統合することによって患者の全体像を捉えることができると考えています。

　また、患者を理解する手段として、さらにアセスメントにより得られた看護計画を実践する手段としても、これまで学習した効果的なコミュニケーションを活用する必要があります。

　それでは、それぞれの側面において情報を収集し、分析する内容について説明したいと思います。

（1）疾患や障害の特徴

　疾患による身体への影響、つまり、身体症状や精神症状として表れているものはどのようなものであるか、その影響について捉えようとする視点です。症状や疾患のレベルやステージ等の状態全般についての情報です。疾病、障害、特性の知識などがこれに相当する情報です。疾患の特徴や特性については、この疾患だからこの症状があるはず、と捉えるのではなく、現在の患者に現れている、また現れることが強く予測される症状について、個別性を考えながら理解しましょう。資料として医学系教科書や論文などを参考にしましょう。

(2) 健康状態の経過や治療経過

　看護師は、一時的に疾患を持つ状況に置かれた患者を担当することもありますが、慢性疾患や精神疾患など、その疾患とともに生活をする患者を支援する場合もあります。長い経過の中で、患者の症状は軽快や悪化を繰り返すこともあるでしょう。全体像を捉えるには、その疾患による症状の経過から、現在の回復経過や治療経過や時期について考える必要があります。同時に、患者に今後予測される状況や反応についても、推察することも重要です。現在の回復の経過や時期によって、主な健康問題が異なるため、急性期か慢性期か、退院が近づいている段階にあるのか等により、患者の課題も異なります。そのためにも、治療や介入内容と経過の把握と、治療の段階、治療上の目標の理解が必要です。大切なことは、患者の状態の変化に合わせて、情報のアセスメントを修正していくことです。健康状態の経過と治療経過、治療内容と治療過程や方向性、副作用の影響や目標の把握も必要です。資料としては、治療経過に関する医学系教科書、手記、回復過程に関する書物などが参考になります。

(3) 日常生活行動と能力（感情・気分・身体、日常生活能力）

　患者の状態について、感情・気分の状態、身体の状況、そして日常生活能力に関するアセスメントが必要です。ニードの充足の状態やセルフケアなど、あなたがこれまでの看護の学習の中で使用してきたアセスメントツールを用いて把握するのが良いでしょう。精神看護の場合は、オレム（D.E. Orem）のセルフケア看護理論にアンダーウッド（P.R. Underwood）が精神看護で活用しやすいように修正を加えたオレム‐アンダーウッドモデルが使われることが多いかもしれません。

　オレム（2009）のセルフケア看護理論は「セルフケア理論（theory of self-care）（個人が生命や健康、安寧を維持するためになぜセルフケアが必要なのかについて説明している）」「セルフケア欠如の理論（theory of self-care deficits）（セルフケアのある部分が欠如していることを説明しなぜ看護が必要であるのかについて説明している）」「看護システム理論（theory of nursing systems）（患者がどのように援助を受けるのかについて患者と看護者の関係について説明している）」の3つの理論からなります。オレムは、セルフケアについて、「健康にとって基本的なものでありその人の年齢、性別、文化、健康状態に関わりなく各個人に必要とされるものであり、各個人が自分自身のために積極的に行う活動」であるとしています。さらに、セルフケアは学習可能である能力であることを前提としています。

　セルフケア欠如の理論では、個人が生命や健康の安寧を維持できなくなった場合に、援助が必要になる（セルフケア・エージェンシーよりもデマンドが大きくなる）ことにより、セルフケアのバランスが取れなくなり欠如の状態が起こることを示しています（図）。そしてその欠如からくるセルフケア不足に対して看護ケアが必要とされることを説明しています。

　オレムは、ライフサイクルのあらゆる段階の全ての人間に共通して内在する日常生活において直接的に必要な8つ（空気、水、食物、排泄、活動と休息のバランスの保持、孤独と社会相互作用のバランスの維持、人間の生命の危機・機能・安寧に対する危険の予防、人間としての機能と発達の促進（正常性（normalcy））のセルフケア要件を普遍的セルフケア要件としています。また、人間発達に関連して特定の状況で見られるセルフケア要件を発達上のセルフケアとしています。さら

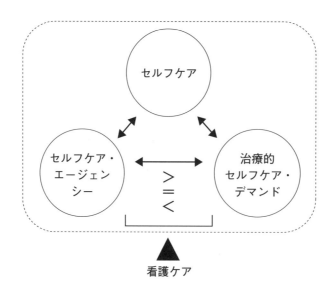

看護ケア

に、病気や怪我をしたり、障害を持ったり、医学的ケアを要する状況下におかれた場合のセルフケア要件を健康逸脱によるセルフケア要件としています。

　オレムは看護システムについて「全代償システム」、「一部代償システム」、「支持・教育システム」と示し看護の必要性について表しました。これを基に、アンダーウッドが後に、看護システムやセルフケア要件を精神看護のアセスメントの為に修正していますので、アセスメントを行う際には参考にしましょう。

　このほかに、精神状態をアセスメントすることも重要です。患者の精神状態のアセスメントツールとしては、Mental Status Examination が用いられることもあります。

　Mental Status Examination は、武藤（2017）によると精神機能について、外観・意識・記憶・認知・感情・意欲・思考・知覚・自我の9つのカテゴリーからアセスメントをするためツールです。この他にも、資料として、さまざまな看護理論やモデル、看護診断やアセスメントツールがありますので参考にするのもよいでしょう。

（4）自我の状態

　自我とは、私たちの知覚・思考・意志・行為・感情などを社会の現実を把握し照らし合わせた中で、統合し社会に適合するようにコントロールしている働きを持ちます。これは、フロイトの解釈・説明によるとこころの装置として、エス／イド（快楽原則が支配する本能エネルギーや欲動の働き）、自我／エゴ（現実原則により、外界とエスを仲介し調整する統合機能を持つ働き）、超自我／スーパーエゴ（良心や理想を追求する働き）からなる、他者や外界から区別して意識される自分として捉えられています。

　自我の状態は、患者のこれまでの発達から現在の発達課題を捉え、現在の自我の状態についてストレスへの耐性や効果的対処や自他の境界や自我の成熟度などから考えていきます。

　自我の機能については、さまざまな研究者が定義しています。Bellak et al. 1973 は、次の12の自我機能を挙げています。それは、①現実検討（外的－内的現実の認識など）、②判断（現実的判断力など）、③現実感（自我境界の確かさなど）、④思考過程（概念化など）、⑤自律的な自我機能

（正しい知覚と適切な防衛など）、⑥刺激防衛（ストレスへの防衛など）、⑦欲動・感情の制御と調整、⑧防衛機能、⑨対象関係、⑩支配−達成の能力、⑪自我を助ける適応的退行、⑫自我の統合−統合機能です。

　また、前田（1976）は、自我の強さを評価する視点について、①現実吟味（現実検討）は、いかなる現実も客観化し、否認し逃避することなく直面（直視）し得る強さ、②フラストレーションは、忍耐度不満、不安に耐え得る強さ、③適切な自我防衛は、特に昇華能力−不満、不安を現実に即して効果的に処理し得る健康な防衛機制を身に着けていること、④統合性、安定性は、分裂することなく、一貫性を保ち、バランスよく安定した心、⑤柔軟性は、自我の弾力性、自由に随意に退行しうる心の柔らかさ、⑥自我同一性の確立は、自分への確信、と示しています。

　これらの自我機能の状態を考え、現在の患者の自我の健康度や成熟度をアセスメントします。自我機能の視点については、「ある程度保たれている状態」にあるかどうかを考えましょう。自我の成熟度を考える際には、これまでの生活文脈において、経験されてきた出来事や、その出来事をどのように体験し、乗り越えてきたかということも影響します。現在の自我の状態を捉える際に、過

発達段階と心理社会的危機	VIII	遅い								統合性 対 絶望
	VII	成人期							生殖性 対 沈滞	
	VI	若い 青年期						親密さ 対 孤立		
	V	青年期					同一性 対 同一性拡散			
	IV	学童期				生産性 対 劣等感				
	III	幼児期			積極性 対 劣等生					
	II	早期 幼児期		自律性 対 恥、疑惑						
	I	乳児期	信頼 対 不信							
		対人関係	母性	母	母・父	教師 友人	父・母 教師 友人	妻 友人	妻 友人 子	人類

Eriksonによる生活周期の表（Erikson, E. H.岩瀬庸理訳『主体性 — 青年と危機』北望社、1969、p.117）を基に著者作成

去の経験を過剰に考慮する必要はありませんが、あくまで、「現在の患者を理解する」ということを中心に焦点を絞り、患者のこれまでの生活や体験を考えることが大切です。

　自我の状態をアセスメントする際に、患者の発達課題への取り組みについても考えることが重要です。発達段階と課題について示している理論はさまざまありますが、ここではエリクソン（E.H. Erikson）の発達課題を参考に、その発達の時期および課題について考えてみましょう。

　発達段階のアセスメントをする際には、患者の該当する年齢だけで判断することは十分ではありません。ある発達段階の課題を達成していくためには、その前段階の課題を達成していることが前提になります。そのため、もし、今の発達段階の課題の達成に困難をきたしている場合は、その一つ手前、またはさらにその前の段階などと遡って混乱の起こっている段階を捉え、うまく取り組むことができていない段階の課題から、現在の年齢に相当する段階の課題までを取り組む必要があります。これまでの発達のそれぞれの段階で取り組まれてきた状況を考えて、課題をある程度達成していくことができるように支援します。

　さらに患者の意思決定の力についても着目します。意思決定には自我の成熟度も関係します。患者が望む方向への意思決定や、それに伴う行動変容や問題解決を図る力を持てることをまずは一つの目標として支援しましょう。

　阿保（2008）の自我構造を用いた精神看護のモデルでは、健康な自我については実線の円で描かれています。自我が健康な場合は、自己の内界と外界の区別があります（下図の左）。その一方で、自我の状態が健康でなくなると、自己の内界と外界の境界が曖昧になります（下図の右）。例えば、自分が大きなストレスの状態にさらされた場合を想像してみましょう。あまりにも不安な精神状態に置かれた場合には、何も食べていなくても空腹の感覚が分からなくなったり、疲れているということも知覚しなくなったりするなど、自身のこれまで機能していた身体知覚も曖昧になったりすることもあるでしょう。そのような状態が境界線の曖昧な状態であると考えられます。不安定な自他の境界の状態は、破線や薄い線などで描かれ、実線の破れ目として表されているものは、自我の内外を区別する境界のあいまいさであり、これは患者は自己と自己以外の世界の区別がつかない混乱の状態です。精神症状としては自身の思考が抜き取られると感じたり、自他の外界の体験が自分のことのように感じられるなど（ニュースで自分のことが流れている、など）と経験されることがあります。

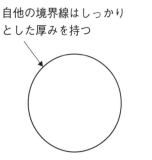

自他の境界線はしっかり
とした厚みを持つ

外側の保護膜（看護）

健康な時の人間の精神構造　　幻覚・妄想状態の自我構造と看護の保護膜
（急性状態の患者に起こっていること）

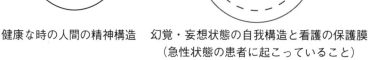

阿保順子. （2008）.『精神看護という営み：専門性を超えて見えてくること・見えなくなること』批評社、p.29-33 より抜粋し著者の説明を加えた。

このモデルでは、必要な介入（看護）はその破線や薄い線で描かれた部分を覆う保護膜を張ることで表されます。保護膜としての看護援助は、人的、物理的、身体的、時間的な視点で実践され、患者が自我を可能な限り健康的な状態に自然治癒する環境をつくることで回復を待ち、支えます（詳しくは参考文献を参照してください）。

　看護師がこころのケアをする際には、こころだけではなく身体の状態をもアセスメントをして、どのような環境や看護が必要であるのかということを優先順位を考えて実践します。特にこころのケアにおいては、目に見えて捉えやすい日常生活行動に現れる部分だけではなく、見えにくい自我の状態についても捉えることが重要になります。

　また、これに合わせて、フロイトの述べている自我の防衛機制についても、調べておくとよいでしょう。患者－看護師のコミュニケーションの中では、自我の防衛機制が働いていることがわかります。

2.　患者のニーズの把握

　Maslow（1954）は、アメリカの心理学者です。彼は、ニード（欲求）の5段階の階層について説明しました。最も基本となるニード（欲求）である生理的欲求から高位の欲求まで5つの階層になっています。5つの欲求とは以下の通りです。
　①生理的欲求（生命を維持したいという欲求）。これは、食べ物、水、睡眠、性的、保護、また痛みからの解放というものが得られることの欲求であり、最低限の生命の営みを維持するための欲求です。
　②安全の欲求（何か害を及ぼすものからの保護や安全・安心を求める欲求）。恐怖となるものや不安定さからの解放を含みます。生計を立てるための経済的安定を求めることも含まれます。
　③社会的欲求（愛と帰属への欲求）。親密性の構築や、友情、グループに属すなど、社会的な集団に受け入れられることを求めます。このような環境が得られないことからは不安を覚えます。物理的に満たされるばかりでなく、自分が受け入れられていると感じられることは重要になります。
　④承認の欲求（自己尊重や他の人から尊重されることへの欲求）。これには、他の人から自分の

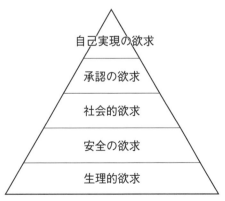

Maslow の示すニードの5段階の階層
Maslow, A.H. Motivation and personality, New York: Harper & Row, (1954), p.59-75. を基に著者作成

能力を認められたいというものもありますし、自分自身が自身を認めることに対する欲求もあります。

⑤自己実現の欲求（自己実現へ向かうあるべき自分になりたいという欲求）。美や真実、正義等、自分の求めることに向かう欲求です。

　Maslowは、このように人のニーズが満たされてその延長線上にモチベーションを得ていく段階があることを提唱しました。

　患者のニーズを把握し、患者のニーズを満たすこと、そして患者の自己成長を支援することも看護の大切な役割です。このニーズの把握には、患者をありのままに受け止め、患者の思い、価値観などを患者の視点から理解する姿勢が重要になります。そのために治療的コミュニケーションが必要になります。

　ペプロウ（H.E. Peplau）（1973）は、看護の役割について、ある状況下で満たされなかったニーズのうちで、さしあたって今すぐ満たさなければならないニードは何かを見極め、そのニードを満たすように計らうことの重要性について指摘しています。さらに、「患者だけが自分のニードは何かを知っているはずなのだが、彼／彼女は必ずしもそれをはっきりと確認しているわけではなく、ニードから生じる緊張感を味わっているにすぎない」とも述べてます。患者の満たされないニードによる緊張からそのエネルギーが看護師や家族に向けられ、もっと自分の要求を聞いてほしいと怒りをぶつけたり、自分にもっと配慮をして欲しいと暴言を吐いたり、またはその緊張や不安からナースコールが頻回になるなどの行動でニードが表現されることがあります。看護師は、患者にどのようなニードがあるのかを、見極め、患者が自身の欲しているニードについて表現できるように、またその患者のニードが満たされるようにように援助することが重要です。

　それではここまでの章で学んだ知識を踏まえて、次の佐藤さんの事例を読みすすめ、患者－看護師関係をどのように捉えていくのかについて考えましょう。

事例

佐藤さん、30代、男性

　統合失調症のため精神科病棟に入院中です。安定期ですが、病院内は行動制限があります。佐藤さんは、学生の受け持ち患者となることについて承諾されたため、少し会話が苦手な男子学生が佐藤さんを受け持つことになりました。実習開始後の2-3日目までは、学生との会話がスムーズにいかないこともありましたが、学生が散歩に誘ったところ、佐藤さんも「自分も実は行ってみたかった」と話され、1日1回一緒に散歩に行くようになりました。佐藤さんは1人で病院外に喫煙に行くこともあるのですが、散歩の時間になると、学生を誘いに来てくれていました。実習2週目になると、散歩の際に、学生に、将来に向けて心配な事などについても話すようになり、佐藤さんと学生は同年代として、相談とまではいかなくとも気になることや自分の考えや思いを話すようになっていました。以下は、2週間の実習の最終日から1日前、実習が明日で終わりという日に、学生がその日の実習終了の挨拶をしに行った際の会話です。

　　状況　　　　学生が、佐藤さんに一日の終わりの挨拶にベッドサイドに伺った。佐藤さんは普段から表情の変化はそれほどなく、この時も、笑顔はなかった。

　　佐藤さん　「あした、（実習は）何時まで？」

学生	「4 時までです」
佐藤さん	「あした、もう来なくていいよ、俺のところ。出かけるし」
学生	「え、出かけられるんですか、どこに行かれるのですか」
佐藤さん	「うん、たばことか…」
学生	「(たばこ？それならいつも一人で行っているのでは？) あ…わかりました…。ではまた明日僕は病棟にきますので。良ければまたお話ししたいと思います」
佐藤さん	「…」

　実習終了後、学生は、佐藤さんとの会話から、これまで一緒に散歩や売店に誘ってもらっていた経緯があるのに、突然「明日は来なくてよい」と言われたことに困惑していました。

　学生はこれまでの経過についていろいろ振り返ってみましたが、何も思い当たる出来事はなく、実習の終了直前の患者さんとの展開をどう理解してよいかわかりませんでした。

翌日の状況

　学生は、佐藤さんから拒否をされたのではないかという気持ちもありましたが、自分の出来ることとして、佐藤さんと明るく接しようと、いつもと同じよう実習に臨みました。意外にも、佐藤さんとの実習は、最終日も普段通りの流れで進み、佐藤さんと学生は一緒に散歩に出かけました。以下は散歩中の会話です。

佐藤さん	「昨日、今日は来なくていいよって言ってしまったんだけど」
学生	「はい…」
佐藤さん	「なんだか学生さんと別れることを考えると、どんなふうに接したらよいのか分からなかったんだよね。なんか別れの挨拶とか、苦手だし」
学生	「そうだったんですね。僕もそういうのあまりうまく言えないし、苦手です。でも、佐藤さんからいろいろお話を聴かせてもらって、僕も佐藤さんのことをいろいろ知ることが出来たし、勉強にもなりました。本当にありがとうございます」

　散歩から帰ってきて、学生はこの会話について、教員に報告しました。指導者は昨日の実習終了後に、佐藤さんに学生はどうかと話を伺っていたのですが、佐藤さんは「うん、いろいろ話をしている」とのみ答えたようで、指導者にも佐藤さんの考えがわからなかったということでした。ただ、学生が嫌であるとか、拒否の感情については感じられなかったということでした。

Exercise 4-1

　ここまでの佐藤さんと学生の状況から考えましょう（読み取れる範囲で考えましょう）。

a．佐藤さんの疾患とその特徴について考えましょう。

　b．佐藤さんの疾患の治療経過について考えましょう。

　c．佐藤さんのセルフケアの状況について考えましょう。

　d．佐藤さんの自我の状態について考えましょう。

　e．佐藤さんのニーズはマズローのどの段階にあるのか考えましょう。

　f．佐藤さんのニーズから、学生の果たしている役割について考えましょう。

　佐藤さんはこの２週間で、学生と一緒に行動を拡大してきているということが分かります。学生は佐藤さんの補助自我のように保護膜の役割をもち、佐藤さんは、学生の心理的な支えを受け、一緒に行動の拡大や、自分についての思いの整理を始めているように見えます。実習の終わりは、そのような学生の存在を失うことにもなることから、佐藤さんは、少なからず不安を覚えることについて想像できます。また、別れの挨拶についても戸惑いや緊張もあったのではないかと推察されます。翌日、佐藤さんの方から、学生に気持ちを説明してくれていますが、お互いの寂しい気持ちを共有することができたことは、一つ関係が築かれたということになるでしょう。

　誰もが、喪失に相当する体験に対しては不安を抱きますし、不安定にもなります。しかし、看護学実習では終わりが来ます。佐藤さんの、このような関係の変化に対する不安等に気づいた場合

は、どのようなかかわりが出来るでしょうか。学生と築いた関係は、全く同じ関係性ではないとしても、今後はスタッフと継続することが可能になります。佐藤さんが、今後、学生が居なくなっても、これまで可能になり始めた佐藤さんの自分の気持ちに向き合う作業が継続できるようにケアを考えていきましょう。

　この章では、患者の理解に焦点をあてて、どのような側面から理解することが重要であるのかについて学びました。心の理解が身体の理解とかけ離れているものではなく、心と身体の状態は相互に影響し、更に環境や状況も影響します。患者のニードを捉えるためには、患者が発した言葉のみではなく、表面的な会話の後ろにある文脈、観察された患者の様子についても、看護師は気がかりや違和感を感じた場合には、確認するなどして統合して捉えることが必要です。

Self-Reflection

1. エリクソンの発達段階から、現在の自分は、どの段階にいて、どのような課題を持っていると思いますか。理由とともに考えましょう。また課題の達成状況についても考えてみましょう。

2. Maslow（1954）の基本的欲求の階層から、現時点の自分は、どの階層の欲求についての充足が必要であると思いますか。理由とともに考えましょう。

3. 現在の自分の自我の状態について Bellak（1975）の 12 の自我機能の指標を用いてアセスメントしましょう。

4. 現在の自分の自我の状態について阿保のモデルを用いてアセスメントし、円で描いてみましょう。

5. これまでに、自我状態が不安定になったような体験を一つ思い出し、その時の自我についてアセスメントしましょう。その状態は、前田（1976）に当てはめてどのような状態であったのかを考えてみましょう。また、その時に、回復につながった保護膜として機能した環境や人、物理的資源について考えてみましょう。

参考文献

・阿保順子（2008）.『精神看護という営み：専門性を超えて見えて見えてくること・見えなくなること』東京；批評社

・Bellak, L., Hurvich, M., & Gediman, H. (1973). *Ego functions in schizophrenics, neurotics, nomals*. New York; Wiley

・Cavanagh, S.J. (1993).『看護モデルを使う①オレムのセルフケア・モデル（数間恵子、雄西智恵美訳）』東京；医学書院.

・Erikson, E. H. (1969).『主体性 ― 青年と危機（岩瀬庸理訳）』p.117，東京；北望社

・前田重治.（1976）.『心理面接の技術』東京；慶応通信

・前田重治（1985）. 図説臨床分析学，東京；誠信書房.

・Maslow, A.H. (1954), *Motivation and personality*, New York: Harper & Row, pp.59-75.

・南裕子監修（1987）.『セルフケア概念と看護実践』東京；へるす出版

・武藤教志（2017）.『他科に誇れる精神科看護の専門技術メンタルステータスイグザミネーション Vol.1』東京；精神看護出版

・Orem, D. E. (2009).『オレム看護論：看護実践における基本概念　第 4 版（小野寺杜紀訳）』東京；医学書院

・Peplau, H. E. (1973).『ペプロウ人間関係の看護論（稲田八重子、小林冨美栄、武山満智子他訳）』東京；医学書院

・Videbeck, A. L, (2014). *Psychiatric-menlal healthnursing (6th Ed.)*, Philadelphia, PA; Wolters Kluwer Health/Lippincott Williams & Wilkins

第5章

事例やシナリオから学ぶ患者の理解

この章の目的
1. 事例について、多角的な視点からアセスメントをし、全体像をとらえることができる、
   または統合アセスメントができる。
2. シナリオから看護師の対応、看護の治療的コミュニケーションについてロールプレイを
   通して考えることができる。

　この章では、事例を読み、患者の立場から患者の伝えたいことを考える経験をするために小さな
シナリオを紹介します。事例から患者の理解をすすめる際には、自身の経験に照らし合わせ過ぎる
ことや、憶測だけで考えることは避け、第4章で紹介された理論等を用いて患者の状態とニーズ
についてアセスメントをしましょう（アセスメント用紙は付録を参照）。

1. 病を持つ人々との治療的コミュニケーションを考える（基本編）

　患者を理解し必要な情報を得るためには、どのような治療的コミュニケーション技術を用いたら
よいのかについて考えましょう。患者の伝えたいことや、患者が理解して欲しいと思うことの情報
を得るには、また、ニーズを把握するためには、どのような観察が必要で、どのような働きかけが
必要でしょうか。それでは、具体的に事例を通してロールプレイやシミュレーションを用いた演習
を行いながら、対象理解に挑戦してみましょう。

〈ロールプレイの方法〉
　ロールプレイは、その役割を演じる事により、演じた役の思考や感情の疑似体験を通して学ぶも
のです。また、患者に看護を実践する際の看護技術の練習のためにも使えます。まず、2～6人程
度の小グループを作り、1名が「患者役」、1名が「看護師役／看護学生役」になります。それ以外
の人は「観察者」になります。状況の設定をある程度演じる両者が知っていることが重要です。合
図で役を演じ、そのあとは、役の立場から感じた感想、観察者の感想を共有し、看護師としてさら
に良い対応をするためにどうするかに焦点をあててディスカッションをします。観察者、演じてい
る途中は一切物音を立てないように注意し、決して笑ったり目で合図を送ったりしないようにしま
しょう。
　ロールプレイは短い時間でも行えますし、短い一場面についても実施できます。実習中に患者と

の場面を設定し、教員と練習するということも効果的です。患者役を演じると、看護師に何を伝えたいのか、どう伝えたいのか、など患者のもどかしい体験なども経験することが出来ます。

　これから紹介する（1）から（3）の事例では、含まれる情報の形式や量はさまざまです。アセスメントに必要な情報がどの部分に記載されているのかについて、自身で探す必要もあります。初めは戸惑うかもしれませんが、事例を読み進めながらExerciseに進みましょう。

〈アセスメントと全体像〉

　Exerciseのアセスメントでは、第4章で紹介した4つの側面からのアセスメント（用紙は付録参照）をして患者の全体像を捉えてみましょう。また、全体像（または関連図）を描いてみることも推奨しています。全体像では、4つの側面からのアセスメントをもとに、現在の患者の状況を捉え、それを図式化します。特に精神看護領域においては、症状に対して診断名が付けられており、疾患の原因は不明の場合がほとんどです。病態の因果関係も明確にはならない場合が多いです。その場合でも、患者に現れている症状の生活への影響（日常生活にどのように支障をきたしているか）について考え、また患者のセルフケアの状況、思考や希望、周囲の人との関係や、治療と副作用、など、「現在の患者」について図で描いてみましょう。全体像は、病態だけに限るものではありません。関係だけを線で結ぶと、ほぼすべての項目に線が引かれてしまいます。以下に全体像作成の際のポイントを挙げますので参考にしてください。

〈全体像（または関連図）作成のポイント〉

  ・図を描く際は、数珠繋ぎのように箱を並べて繋げるのではなく、因果関係を考えて矢印を引く
  ・見た目より内容重視！（用紙を埋めることが目的にならないように）
  ・すべて手書きで描くほうが修正しやすい／描き直しをしやすい
  ・矢印ではない線で結ばない
  ・凡例をつける、また内容によって線を分ける（顕在は実践、潜在は破線など）
  ・問題は必ず優先順位をつけて挙げる　#1…、#2…につながる
  ・具体的に情報を書き入れる
  ・トピックの下にS（主観的情報）、O（客観的情報）を入れる
  ・問題から矢印は出さない（循環してしまうので）
  ・#（問題もしくは課題）は、可能な限り自分の言葉で考える（一文で書く）または看護診断を
    用いる
      例：……による〜の可能性／危険性／苦痛、など

〈統合アセスメントの記載〉

　全体像の作成により、患者の現在の状況について明らかになり、また今必要な看護は何か、ということについて整理できたと思います。全体像作成の代わりに、統合的にアセスメントを書いてみるということも良いでしょう。統合アセスメントは、患者個々人の問題がどのような要因から起こっているのかという、看護過程における全体像を文章で説明したものになります。

　統合アセスメントでは、患者に問題がなぜ生じたのか、問題はどのように変化しているのか、問題が消失せずに続いているのはなぜか、問題を改善するためにはどのような介入が必要かといったことに関する仮説を立て、介入のための計画を考えましょう。この作業により、看護師は偏見や価

値観、思いつきなどに偏らず、患者の一人ひとりの問題や状況について、理論に基づきアセスメントを行い、看護計画を立案することができます。

　臨床心理学においても問題の分析から介入計画の作成はケースフォーミュレーションとされ、対象者をケア提供者が一方的に分析するものではなく、その仮説を図式化または定式化することにより、セラピストや関係者が理解できるものとして示され活用されます。

　それぞれの領域のケア実践においては、このように専門職者の中で患者の問題の所在や要因について確認していくことになり、また、看護の介入方針についてケア提供者と患者の両者が話し合うことが可能になります。

　この本では以下の①〜④について統合アセスメントとして記載してみましょう。

　①問題がどこから来ているのか（主な問題の起こった経緯や要因、契機など）
　②問題が維持されている要因（悪循環のプロセスやメカニズムなど）
　③現れている症状とその特徴（生活に支障をきたしている内容、症状、状態など）
　④今後の看護の方向性（解決のための介入の方向の確認、目標の設定など）

（1）病名告知に関する事例

清水さん、60代、女性

　夫と長男家族とともに暮らしています。仕事は小学校の事務員をしていましたが早期退職し、共働きの長男夫婦を手伝うために家で孫の面倒を見ながら暮らしています。数か月前から、痛みを伴う胃の不快感が続いていましたが、年を取ったせいで胃腸の機能が衰えだしたからだろうと特に気にしていませんでした。ある日の休日、家族で昼食の準備をしている最中、急に立っていられないほどの激しい腹痛に襲われ、救急車で県立病院に搬送されました。精密検査の結果、ステージⅣの胃がんであることが明らかになりました。医師から、夫と長男夫婦に対して病状説明がおこなわれ、本人への告知について説明を受けましたが、夫の希望により本人への告知は見送られることになりました。清水さん本人には、医師から胃の強い炎症を治療するための入院が必要と説明され、入院継続に同意しました。

　入院当初は、笑顔で看護師と話していることの多かった清水さんですが、入院から2週間がたつ頃には、表情がすぐれないことが多くなり、何か考えている様子も良く見られるようになりました。また、看護師が話しかけても、「今日は、1人にしてもらえる？」と申し訳なさそうに伝えることもありました。そんなある日、清水さんは検温に来た看護師を呼び止めました。

シナリオ

　看護師　「清水さん、おはようございます。看護師の○○です。本日もよろしくお願いいたします」

　清水さん　「あぁ、おはよう…」

　看護師　「昨夜は、よく眠れましたか？」

　清水さん　「うん、あんまり…」

　看護師　「そうですか…。あの、検温をしても、いいですか？」

　清水さん　「あぁ、どうぞ」

　看護師　「体温36.5度、脈拍72回／分、血圧113／72mmHgですね」

清水さん　「そう…」
看護師　　「今日の、ご気分は、いかがですか?」
清水さん　「…」
看護師　　「…」
清水さん　「○○さん、ちょっと、いいかしら?」
看護師　　「はい!どうされましたか?」
清水さん　「…私、ガンなんでしょう?」
看護師　　「えっ…」
清水さん　「きっと、知ってるよね。私、ガン、でしょう?」

清水さんの統合アセスメントの例
①問題がどこから来ているのか
　清水さんはステージⅣの胃がんであると診断されていますが、清水さん本人にはそのことを知らされておらず、病気に関して、がんではないかと考えており、看護師に確かめたいと思っています。
②維持されている要因
　家族や医師から伝えられている入院や治療の目的に対して、清水さんが疑問を感じている可能性があります。胃部症状などの身体症状についても感じている可能性もあります。これらに対して、清水さんは、知りたいという行動をとることが出来ています。
③現れている症状とその特徴について
　清水さんが治療に対して知りたい気持ちを抱き、解決に向けた行動をとることが出来ています。
④今後の看護の方向性
　清水さんの治療に対する気持ちや自身の身体に対して知りたいという気持ちがあるようであれば、それを受け止めることが重要です。

Exercise 5-1

　清水さんのシナリオについて、ロールプレイをして考えてみましょう(Group Exercise)。
　a．清水さんを演じて、どのようなことに気づきましたか。

　b．あなたが清水さんだったら、看護師にどのようなことを伝えたいですか。

c．あなたがこの看護師だとしたら、清水さんにこのように問いかけられたときに、どのように思いますか。

d．看護師（または看護学生）として、清水さんに対して、どのように対応すると良いと考えますか。

（2）不安（身体症状として表出）に関する事例

鈴木さん、40代、女性　乳がんの治療中

　鈴木さんは、乳がん（ステージⅢA）の患者さんです。治療として、乳房部分切除術または乳房全切除術を行う予定ですが、がんが少し大きいため、現在は、がんを小さくするための術前化学療法を受けています。昨日、初回の化学療法が終了しましたが、副作用もほとんど出現していない状態です。

シナリオ

看護師　　「（ナースコールを取る）はい、鈴木さん、どうされました？」

鈴木さん　「あの、看護師さん、ちょっと来てほしいんだけど…」

看護師　　「（訪室）鈴木さん、どうしたのですか？」

鈴木さん　「看護師さん、何だか、お腹の調子が悪い気がして…」

看護師　　「お腹の調子が悪いんですね。どこが、痛みますか？」

鈴木さん　「どこ…というわけでも、ないんだけど…。なんか、悪い気がして…」

看護師　　「うーん、朝、便は出てると言っていましたよね」

鈴木さん　「はい。今日も、午前中に1回は出ました…」

看護師　　「そうですか、良かったです。下痢などは、していませんでしたか？」

鈴木さん　「いえ、そういうわけでは、ないんだけど…」

看護師　　「うーん、そうなんですね。では、お腹を見せてくださいね。（視診・聴診・触診・打診を行う）特に、便やガスが貯留しているということは、ないみたいですね」

鈴木さん　「そうですか…」

看護師　　「少し、様子を見ましょうか。もし、強く痛んだり、下痢が出るなどあれば、また伝えてください」

鈴木さん　「あ…はい…。あっ、看護師さん、ちょっと待ってくれない？」

看護師　　「どうしましたか？」

鈴木さん　「あの、えっと、頭も痛い気がするの」

看護師　　「頭痛ですか？いつから痛みますか？」

鈴木さん　「え…っと、少し前から、だと思います」

看護師　　「そうですか。我慢できないほど痛むのであれば、頭痛薬をお持ちしましょうか？頓服の処方を、確認してきますね」

鈴木さん　「えぇ…、薬を飲むほどでは、ないんだけど…」

看護師　　「そうですか…」

　看護師は、身体症状を訴える鈴木さんの症状を聴きながら、何か、鈴木さんの気持ちに寄り添えていないという感じを受けました。

Exercise 5-2

　ａ．鈴木さんの状態について統合アセスメントをしましょう（用紙は付録参照）。

Exercise 5-3

　ａ．鈴木さんのシナリオについて、ロールプレイをしましょう（Group Exercise）。

　ａ．鈴木さんを演じてどのようなことに気づきましたか。

　ｂ．あなたが鈴木さんだったら、看護師にどのようなことを伝えたいですか。

　ｃ．看護師（または看護学生）として、鈴木さんに対してどのように対応するとよいと考えますか。

2. 病を持つ人々との治療的コミュニケーションを考える（応用編）

それでは、看護の臨床場面において出会う患者とのコミュニケーションについて事例、シナリオを通して考えてみましょう。

（1）病気による心身の辛さを持つ患者との会話

瀬川さん、60歳代、急性骨髄性白血病

4年前に感冒症状が出現し、かかりつけ医を受診すると、白血球増多を指摘され、急性骨髄性白血病という診断を受け寛解導入療法を受けました。以後地固め療法として化学療法を4コース受け、これまで計5回の入院治療を受けました。

退院してから2年半は、外来にて経過観察中でしたが、血液検査の結果で早期ではありますが再発と診断され、再寛解導入療法目的で第6回目の入院となりました。入院後、地固め療法としての化学療法の1コース目を受けています。

現在までの経過

入院後4週間が経過しました。急性骨髄性白血病の地固め療法1コースが終了し、血球数は回復傾向にあります。しかし、3週間前より原因不明の発熱（37.5℃～38.0℃）が続いているため、抗生剤による治療を受け経過観察をしています。

急性骨髄性白血病の早期再発で、再治療を行うことで精神的にも落ち込みが強くなっているようです。発熱が続き、病状の改善がみられない為、当初の予定より入院生活が長引いています。

瀬川さんは、「病気は自分の事で、息子には息子の生活があるから迷惑をかけられない」と話しています。過去の入院生活のエピソードからも、骨髄抑制や感染による身体的苦痛、ADLの低下が起こると、イライラしている様子がみられています。瀬川さんの思うように看護師が対応できない際には苛立ちを抑えられず、怒鳴ることもありました。今回の入院でも、病棟の看護師に怒りをぶつけたり、看護師のケアや介入を拒絶する様子もみられています。医師に対しては、治療について直接尋ねることはないのですが、妻に対しては、医師の対応の不満を話しています。

家族の情報

キーパーソンは妻です。妻は遠方から面会に来ていますが、長引く看病により、精神的に疲弊しています。妻は瀬川さんのことを、「この人は、我慢強い人で家族にも弱音を吐けない人です」「不安や恐怖、孤独感などあっても全く言わないと思います」と話しています。

治療チームに対する思い

医師に対しては、「先生を悪くいうつもりはない」と話され、医師に直接不満を伝えたり、自分の気持ちや要望を医療者に伝えることはありません。看護師は、日常生活上の援助の中で、瀬川さんの怒りや抑うつ的な雰囲気に接しているため、対応に困惑しています。

入院環境について

　入退院が頻繁にあるため、スタッフはその対応に忙しくしています。

シナリオA

　看護師　　「瀬川さん、こんにちは。今日、このお部屋を担当させていただきます、看護師の○
　　　　　　○と申します。よろしくお願いします」

　瀬川さん　「…ああ。(臥床したまま、目線を合わせずにいる。呼びかけに対する反応が2～3秒
　　　　　　かかる)」

　看護師　　「今日の体調や気分はいかがですか」

　瀬川さん　「いかがって、変わらないよ。(強い口調)熱もあるし、何もできないですよ」

　看護師　　「熱が続いていますし、疲れていますよね」

　瀬川さん　「……。さっき、別の看護師さんにお水を持って来てと、頼んだんだけど…まだかな」

　看護師　　「ああ、そうだったのですね。どの看護師に伝えましたか?名前などわかりますか?」

　瀬川さん　「体調よくないんだから、そんな事わかるわけないだろー(声を荒げる)」

　看護師　　「すみません」

　シナリオAのように、最近の瀬川さんは、しばしば看護師に対して声を荒げたり、怒鳴る様子
が見られます。瀬川さんは、発熱が続くことなどによる身体のきつさがあることに加えて、医師や
看護師等の医療者に対する怒りの感情を抱いているように感じられました。

　次に別の看護師△△との会話についてシナリオを示します。

シナリオB

　看護師　　「瀬川さん、こんにちは。今日、このお部屋を担当させていただきます、看護師の△
　　　　　　△と申します。よろしくお願いします」

　瀬川さん　「…ああ。(臥床したまま、目線を合わせずにいる。呼びかけに対する反応が2～3秒
　　　　　　かかる。)」

　看護師　　「今日の体調や気分はいかがですか」

　瀬川さん　「いかがって、変わらないよ。(強い口調)熱もあるし、何もできないですよ」

　看護師　　「そうですね。熱が続いていますよね。ちょっと触れてもよろしいでしょうか(患者
　　　　　　の反応を確認し、額に手をかざし触れる)。やはり少し熱いですね。汗もかいている
　　　　　　ようなので、よろしければ、あとで、身体を拭きましょうか。着替えもした方が良い
　　　　　　と思いますし」

　瀬川さん　「そうだね。してもらえると助かるよ」

　看護師　　「喉は乾いていませんか?冷たいお水持ってきましょうか(いつも水を入れている
　　　　　　カップを探す)」

　瀬川さん　「さっき、別の看護師さんにお水を持って来てと、頼んだんだけど…まだかな」

　看護師　　「あ、そうなんですね。見てきますね。瀬川さんは、お水には氷を入れて飲むのがお
　　　　　　好きでしたね?　氷枕も、氷がすっかり解けてしまっていますね。取り替えてきま
　　　　　　しょうか?」

瀬川さん　「そうだね。昨日から全然取り替えてもらってないんだ。お願いします」

Exercise 5-4

シナリオAとBを読み、考えましょう。
ａ．気づいたことを挙げましょう。

ｂ．シナリオAとBの看護師の違いについて考えましょう。

Exercise 5-5

瀬川さんのシナリオAとBについてをそれぞれ演じてみましょう（Group Exercise）。
ａ．瀬川さんのAとBでは、どのように気持ちに違いがありましたか。

ｂ．その理由を考えましょう。

Exercise 5-6

ａ．瀬川さんの状態をアセスメントしてみましょう（用紙は付録参照）。

Exercise 5-7

ａ．今後のケアの方向性とコミュニケーションの方法を考えましょう。

（2）退院に向け準備段階にある患者との会話

園田さん、男性、20代後半、統合失調症

　（主症状）不眠、被害妄想。

　（診断等）境界性IQ（74）、発達的特性の疑いも検討されている。

　（本人の希望）退院して、仕事をして自立した生活をしたい。

これまでの経過

　高校卒業後、電気メーカーの工場勤務をしていましたが、職場同僚への被害妄想と不眠が出現したため6カ月で退職しました。その際、父親の勧めにより精神科クリニックを受診し、薬物療法が開始されましたが、いつの間にか服薬を中止してしまい、治療が中断となりました。その後、追跡妄想や被害妄想が出現したため、別の精神科病院に初回入院となりました。退院後は、デイケアへ通所し、訪問看護も利用していました。3ヶ月のデイケアの通所終了後に、一般就労（工場）をしましたが、就職後3ヶ月頃より妄想、不眠が出現し職場にも通えなくなり、2回目の入院となりました。入院後は、薬物治療により妄想がほぼ見られなくなり落ち着いて生活しているため、退院を視野に入れて、外出や外泊の許可が出ているのですが、園田さんからは希望がありません。園田さんは、父親と二人暮らしをしています。

現在の状況

　過去の職場不適応、入院治療後の一般就労が続かないなど、自分に自信が持てていない可能性があります。心理検査の結果、同時に物事を処理するのが苦手なため、全体の流れを把握することが難しいため、ケアレスミスにつながりやすいことについて指摘されています。園田さん本人は、自分の病気について「頭が混乱する病気」と認識しています。「眠れなくなって、被害妄想が出る。調子が悪くなると怒りっぽくなって、イライラしてしまい、被害的な考えになる」と話しています。

　園田さんは、イライラした際には、「音楽を聴くと、気分転換になる」と話しています。退院後の生活について気持ちを尋ねた際には、「よくわからないけど、どうなるのかな」と漠然としたイメージを持っている様子です。ADLはほぼ自立しています。食事や排泄行動は自立しています。服装は気を使っている様子がうかがえますが、ほぼ毎日寝癖がついています。眠れない夜の翌日は眠たそうにゆっくり活動しています。

シナリオA

　園田さん　「先生から外泊とかしても良いって言われたんだけど、どうしたらいいかな」

　看護師　　「そうですね。外泊に向けて、取り組むべきことが、いくつかあるから、それを思うと心配になってきますよね。そんな感じですか」

　園田さん　「そうです。家のこととか、仕事のこととか、お金のこととか…かな」

　看護師　　「そうですね。いろいろあるから、大変ですね」

　園田さん　「…」

　看護師　　「体調管理、薬の管理については、先生と看護師さん、住む場所や生活費については、相談員さんや受け持ち看護師と相談していくなど一つずつ私たちと一緒に考えていくから、心配しなくていいですよ。私たちがついてますから大丈夫ですよ。安心してく

　　　　　　ださい」
　園田さん　「はあ……」

　看護師は園田さんが外泊について不安があることはわかりました。そこで挙げられた内容について情報を提供しましたが、園田さんの求めていることに対して、応えられているのか分からないまま終わってしまったように感じられました。
　次に別の看護師との会話についてシナリオを示します。

シナリオB
　園田さん　「先生から外泊とかしても良いって言われたんだけど、どうしたらいいかな」
　看護師　　「そうですね。外泊に向けて、取り組むべきことが、いくつかあるから、それを思うと心配になってきますよね。そんな感じですか」
　園田さん　「そうです。家のこととか、仕事のこととか、お金のこととか…かな」
　看護師　　「そうですね。いろいろあるから、大変ですね。まずは、外泊に向けてですが、お気持ちどうですか？」
　園田さん　「うーん、外泊っていっても、何しようかな？」
　看護師　　「私は、ご自宅でも病院と同じように、お食事をとったりお薬を飲んだりできるかな？　ということが、気になるんですけれど、どうですか？」
　園田さん　「あぁー、そうだなぁ…。食事は、お父さんが作ってくれるから。あとは、近くのコンビニで何か買ったりもできると思う。薬は、まぁ、食後に飲むの忘れないようにしないとだね」
　看護師　　「そうですね。外泊の時も、お薬をきちんと飲むことが大切ですね。あとは、ご自宅でも、ある程度1日のリズムを整えて過ごせることは、大切なのかな、と思います」
　園田さん　「そうだね。…退院したら、仕事もしたいんだよね」
　看護師　　「ああ、そうでしたね。お仕事をしたいという思いがあるんですよね」
　園田さん　「うーん、やっぱりね。仕事はしたいね…。でも、どうしたらいいんだろう？」
　看護師　　「そうですね。退院後は仕事がしたいという気持ちを、今日は伺えましたので、それに向けて外泊や外出をどう過ごすかについてなどを、一緒に考えていきませんか？」
　園田さん　「そうだね。仕事はしたいんだよね」

Exercise 5-8

シナリオAとBを読み、考えましょう。
　a．気づいたことを挙げましょう。

ｂ．シナリオＡとＢの看護師の違いについて考えましょう。

　シナリオＢでは、看護師はまず園田さんの外泊への気がかりについて、具体的に尋ねています。そして、その結果として、園田さん本人から、退院後は仕事をしたいという気持ちが話されました。園田さんは、この仕事をしたいという気持ちをずっと持っていたことも考えられます。今後は、仕事をするという将来の生活に向けて、今の生活の目標を段階的に立てていくということについて、園田さんも納得しているように考えられます。

　園田さんの仕事に対する目標が一つ明確化しました。しかしこれは現段階では少し先の目標になりますから、例えば、薬をきちんと服用することや生活リズムを確立することや体力をある程度つけることなど、園田さんの課題と考えることを明確にしながら、それに向かって取り組む小さな目標を話し合って決めていくことが重要になります。

Exercise 5-9

　園田さんのシナリオＡとＢをそれぞれ演じてみましょう（Group Exercise）。
　ａ．園田さんのＡとＢでは、どのように気持ちに違いがありましたか。

　ｂ．その理由を考えましょう。

Exercise 5-10

　ａ．園田さんの状態をアセスメントをしましょう（用紙は付録参照）。

（3）薬物治療に対して疑問を抱く患者との会話

田中さん、30代、女性、うつ病
　（主症状）気分の落ち込み、強い倦怠感
　（本人の希望）心身の調子を整えて仕事に復帰したい

生活歴

　田中さんは、商社に勤めています。20代後半頃、原因不明の倦怠感や気分の落ち込みが生じました。リラクゼーションなどを自分で調べて試しましたがなかなか改善せず、しだいに食欲不振や不眠なども出現するようになってきました。この頃受診した精神科で、うつ病と診断されて入院治療を受け、その後回復し外来通院をしながら仕事を続けていました。今回、気分の落ち込みや倦怠感が強く、仕事を休む日が続いたため、休養と薬剤調整を図るために2回目の入院をすることとなりました。

　　入院目的：休養、薬剤調整　予定入院期間：3か月程度
　　行動制限：なし

現在の状況

　病院では、日中は散歩や活動療法に参加し、夜間の睡眠は7時間程度は確保されており、規則的に入院生活を送っているようです。看護師に不満を訴えることはほとんどありませんが、毎食後の配薬時には表情が硬くなったり不機嫌な様子がみられます。「なんでこのお薬が変わっているんですか？」「このお薬じゃなくてこっちを調整してほしいって、いつも先生（医師）に言ってるんだけど、わかってくれていないのかしら」と看護師に怪訝な表情で訴えることが多くあります。看護師が主治医に確認をしておくことを返答し内服を促すと、渋々というような表情で内服をしています。ほぼ毎日、このようなやりとりが続いています。診察時、主治医に対して内服中の薬剤について様々に相談をしているようではありますが、診察終了時はいつもスッキリしない表情をしています。「本当にわかってくれているのかしら…」とつぶやいていることもあります。

シナリオA

　田中さん　「先生に、何度も薬を変えてほしいって言ってるのに、どうして変えてくれないのかしら？」
　看護師　　「主治医に、お薬を変えてほしいと伝えているのですね」
　田中さん　「そうなの。でも、いつも変わっていないのはどうしてなんでしょう？私何回も先生に言っているのですけど、わかってくれてないのでしょうか？」
　看護師　　「先生は田中さんのことを考えて処方をしてくれていますから、わかってくれていないということはないと思いますよ。このお薬は、田中さんの気分の波を整えたり、倦怠感を緩和するために必要なんですよ」
　田中さん　「薬が必要っていうのは、わかってるけど…」
　看護師は、田中さんが現在処方されている薬剤について疑問を抱いていることは理解しています。そこで薬剤を内服することの必要性について説明をしましたが、田中さんの疑問や薬剤に対して気になることが分からないまま終わってしまったように感じられました。

次に別の看護師との会話についてシナリオを示します。

シナリオB

田中さん 「先生に、何度も薬を変えてほしいって言ってるのに、どうして変えてくれないのかしら？」

看護師 「主治医に、お薬を変えてほしいと伝えているのですね」

田中さん 「そうなの。でも、いつも変わっていないのはどうしてなんでしょう？私何回も先生に言っているのですけど、わかってくれてないのでしょうか？」

看護師 「田中さん、お薬を変えてほしい理由を、教えてくれませんか？」

田中さん 「あのね、この薬を飲むと、すっきりしない、というか、なんだか調子が悪くなるんですよ。これって、副作用なんじゃないのかな？」

看護師 「そうなんですね。調子の悪さというのは、具体的にはどのような感じですか？」

田中さん 「あぁ、うーん、なんていうか…気分が悪くなる感じがするんです。私は、それはこの薬のせいだと思うんですよ」

看護師 「どんなふうに悪くなるんでしょう」

田中さん 「うーん、すごく疲れるというか、だるいというか、もやもやして…」

看護師 「そうなんですね。だるいとか、疲れる感じなのですね。先生には、診察の時にどのように伝えていますか？」

田中さん 「ええと、この薬を飲むと調子が悪くなるから他のに変えてくださいって、言ってます。先生からは、気にしすぎだって言われるんだけど」

看護師 「一度、先生がなぜこのお薬を使う必要があると考えているかを、聞いてみませんか？　先ほどおっしゃっていた、だるいとか、疲れる感じとか、モヤモヤとか、そういう感じがするということも伝えてみましょう」

田中さん 「あぁ、そうですね。先生の考えもちゃんと聞きたいです。自分の身体のことだから、ちゃんとわかっておきたいです」

Exercise 5-11

シナリオAとBを読み、考えましょう。
a．気づいたことを挙げましょう。

b．シナリオAとBの看護師の違いについて考えましょう。

Exercise 5-12

田中さんのシナリオAとBをそれぞれ演じましょう。（Group Exercise）
　a．田中さんのシナリオAとBでは、どのように気持ちに違いがありましたか。

　b．その理由を考えましょう。

Exercise 5-13

　a．田中さんの状態をアセスメントをしましょう（用紙は付録参照）。

（4）気持ちが落ち込んでいる患者との会話

津田さん、40代前半、女性、うつ病

　夫と小学生になる娘と3人で暮らしています。仕事はフリーランスでイラストレーターをしています。半年前から、なかなか寝付けなくなり、日中には仕事や家事をしている時に理由もなく涙が流れ出すことがありました。また、イラストを描こうとした際に、今まですぐに描けていた図や絵柄が描けず、頭の中がぐちゃぐちゃとまとまらない感覚になりました。夫が津田さんの異変に気付き、精神科受診を勧め、うつ病と診断されました。今回、治療と休養のために初回入院となりました。

現在の状況

　入院後、しばらくは自室にこもりがちでしたが、1か月を過ぎた頃から、病棟内を歩いたり談話室で雑誌を読んだりして過ごすようになりました。自分からはあまり話さず、困っていることや気

になることも話すことはありませんでしたが、受け持ち看護師は、津田さんが時折悲しそうな表情を浮かべていることが気がかりでした。今の気持ちについて尋ねると、「大丈夫です。看護師さんも、先生もみんな良くしてくださってありがたいです。早く良くなって退院したいです」と笑顔で話しました。その後も、看護師は様子を見て声をかけていますが、「大丈夫です」と返事を返されることがほとんどでした。しかし、自室で1人になると泣いていることもあるようでした。看護師が訪室した際に、目元をハンカチで抑えている姿が確認されています。ADLは自立しています。食事は毎食8割前後摂取しています。

シナリオA
　　津田さん　（自室で泣いている。ハンカチで目元を押さえている）
　　看護師　　「津田さん、看護師の□□です。失礼します」
　　津田さん　「あ、看護師さん、すみません。ちょっと考え事をしていて」
　　看護師　　「そうでしたか。今のご気分は、大丈夫ですか？」
　　津田さん　「あ、はい、大丈夫です」
　　看護師　　「そうですか…。津田さん、気になっていることや、心配なことは、どんな小さなことでもいいので、何かあったら、看護師に話してくださいね。何か、力になれることがあるかもしれません。それに、治療のためにも、お気持ちを伝えてもらうことは、大切なことなんですよ。何かあれば、いつでも言ってくださいね」
　　津田さん　「あ、はい、ありがとうございます」

　看護師は、津田さんが涙を流していたことから、何らかの辛さや苦しい気持ちを抱えていることについて感じ取ることができました。そこで、看護師は津田さんの気持ちを表出してもらうことが必要であると考え、その必要性を説明したのですが、会話は終わってしまいました。看護師は津田さんが何について辛さや苦しい気持ちを抱いているのかはわからないままでした。
　次に別の看護師〇〇との会話についてシナリオを示します。

シナリオB
　　津田さん　（自室で泣いている。ハンカチで目元を押さえている）
　　看護師　　「津田さん、看護師の〇〇です。失礼します」
　　津田さん　「あ、看護師さん、すみません。ちょっと考え事をしていて」
　　看護師　　「そうでしたか。今のご気分は、大丈夫ですか？」
　　津田さん　「あ、はい、大丈夫です」
　　看護師　　「津田さん、良ければ、少し、側に居てもいいですか？」
　　津田さん　「あ、はい…」
　　看護師　　「ありがとうございます、椅子をお借りしますね（津田さんに対し45度の位置に座す）」
　　津田さん　「どうぞ…（俯いて、何かを考えている様子）」
　　看護師　　「…（考えている様子を察知し、発言を待つ）」
　　津田さん　「…私、家族に迷惑をかけている気がするんです」
　　看護師　　「ご家族に、迷惑をかけている気がしているんですか」
　　津田さん　「夫も仕事が忙しいのに、娘の面倒を見てくれていて。娘は、まだ小さいのに、私が

居ないからたくさん我慢しなきゃならないんです。小学校の準備もあるのに、これからのこともあって、不安な時期なのに、私がこんなことになったから一緒にいてあげられない、さみしい思いをさせてしまってるんだろうと思うと…（ゆっくり話す）」

看護師　「娘さんに申し訳ないと思われているのですか？」

津田さん　「はい…。本当に、こんな母親で…申し訳ないし…情けなくて…」

看護師　「…」

津田さん　「…もう、消えてしまいたい…」

看護師　「消えてしまいたいくらい、つらいのですね？」

津田さん　「はい、辛いです…。辛いし、苦しいです。早く良くなりたい気持ちはあるんです。娘のために、早く退院したい。でも、考えれば考えるほど、本当に良くなってるのかわからないし、いつになったら退院はできるのかなって、このままずっと入院が続くんじゃないかって不安なんです」

看護師　「良くなっているか、なかなか実感がないということですか」

津田さん　「はい…」

看護師　「看護師として、ここ1か月の津田さんの様子を見ていますが、入院した頃と比べて津田さんは今、少しづつ身体の状態も動けるようになってきていると感じています。気持ちの部分も、少しずつ回復してきていると感じていますよ」

津田さん　「そうでしょうか…」

看護師　「自分では、まだ実感がないかもしれませんが、私達には、津田さんが治療を受けられて明らかに良くなってきていることがわかります」

津田さん　「…自分では…全く変わっていないように思えて…」

看護師　「以前に比べて、ご自分では、少しできるようになったと感じられることはありますか」

津田さん　「うーん…そうですね…、身体が動かない感じは、少し良くなったかな…。ゆっくりですけどね。なんだか、私、焦っているのかもしれないです…。早く良くならないと、と思うから…」

看護師　「娘さんのことも、気になると仰っていましたからね」

津田さん　「そうなんです…、でも、ちゃんと回復することが、大事なような気もするし…。そうですね、皆にとってもそうだし、自分にとってもね」

看護師　「そうですね」

津田さん　「ありがとうございます…。焦るんだけど、焦っても仕方がないしね…。気になるけど、今は夫がやってくれているし…」

看護師　「そうですね。旦那さんも協力してくれていますよね」

Exercise 5-14

シナリオAとBを読み、考えましょう。
a．気づいたことを挙げましょう。

b．シナリオAとBの看護師の違いについて考えましょう。

Exercise 5-15

津田さんのシナリオAとBをそれぞれ演じましょう（Group Exercise）。
a．津田さんのシナリオAとBでは、どのように気持ちに違いがありましたか。

b．その理由を考えましょう。

Exercise 5-16

a．津田さんの状態からアセスメントをしましょう（用紙は付録参照）。

　この章では、臨床場面で遭遇する可能性のあるさまざまな背景を持つ患者と看護師の会話から、どのようなことが捉えられ、また対応していけるのかについて、考えることが出来たと思います。また、シナリオを演じる事を通して、看護師の質問方法や対応によって、話しやすくなる場合に

ついても考えられたのではないでしようか。これらの会話例では第3章までに学習した治療的コミュニケーション技術についても、多く含まれています。自分のコミュニケーションと比較したり取り入れたりしつつ、シナリオを繰り返し演じてみることも良い練習になります。

Self-Reflection

1. この章で紹介された事例について、第3章で学んだ治療的コミュニケーション技術がどのように用いられているか、またそれによって患者がどのような反応をしているかを分析してみましょう。同様に、非治療的コミュニケーション技術についても分析しましょう。

2. この章で紹介されている事例の続きについて、看護師が、治療的コミュニケーション技術や非治療的コミュニケーション技術を用いて会話した場合に、どのような展開になることが予想されるかを考えて、シナリオを作成しましょう。または、紹介されているシナリオの続きではなく、事例の設定を用いて、新たな状況を設定してシナリオを作成してみましょう。

3. 上記で作成したシナリオを演じて、動画を撮影してみましょう。そして、自分自身のコミュニケーション（言語的及び非言語的）の特徴について分析しましょう。

参考文献
下山晴彦編. (2009).『よくわかる臨床心理学［改訂新版］』東京：ミネルヴァ書房

第6章

事例やシミュレーション、ロールプレイから学ぶ看護過程の展開

この章の目的
1. 事例についてアセスメントを踏まえ、看護計画を立案することができる
2. 演習において、治療的コミュニケーションを実践できる

　この章では、事例を通して、精神科医療の場において遭遇する患者の理解と看護について、看護過程の展開に繋げることを目指しましょう。この章の事例では、情報量も少し複雑になり、多くなります。患者像については、想像を膨らませて理解することも必要になりますが、まずは、事例から患者の理解と看護について考えましょう。またこの章の後半では、シナリオを提示しますので、シミュレーションやロールプレイ演習にチャレンジしましょう。

　看護師として、または看護学生としての悩みは、自分だけの独自の体験ではなく、同じように経験を積んできた他の人も同様の悩みを抱えていることは少なくありません。事例について周りの仲間と検討してみてほしいと思います。

　ロールプレイ演習の方法は、第5章にて説明していますので、そちらを参照してください。

〈シミュレーション演習の方法〉

　シミュレーション演習においては、環境や状況をよりリアルに設定することにより、共感等の姿勢や患者／家族に対する教育、意志決定の支援など、さまざまな場面の中にあるコミュニケーションについて学ぶことが可能です。シミュレーション演習でもっとも期待できることは、より臨床現場に近い緊張感のある場をつくり、その仮想という安全な場で患者に対する看護が学習できることです。

　患者の病室のようにリアリティのある場所を設定し、普段の病室をイメージできるように道具を配置しましょう。患者役は、普段から交流の多い学生やスタッフではないことが望ましいです。学生やスタッフ間で患者役を演じる場合には、役柄に徹して実施することは非常に重要となりますから、患者用のシナリオや会話の流れを想定した返答についても詳しく答えられるように準備をしておきましょう。患者役を教員や看護師、ボランティア等の模擬患者（Simulated Patient）を用意できる場合には、患者用の別のシナリオを追加で準備して患者をある程度設定し、またその疾患の理解については練習会を持つことが重要になります。この模擬患者は、一般の方から有償ボランティアを募り依頼している場合が多く、施設によっては、模擬患者の会に依頼したり、模擬患者の会を運営している場合もあります。次の内容を打ち合わせておくとスムーズに進められます。

・患者の情報や設定（疾患や障害の理解、考え、価値観、前後の食事や日常生活）

・演技の確認

・学生に対する感想やコメントの方法や内容の準備

　演習では、その場で初めて患者と対面するということになり、より看護師役の緊張は高まることを想定しておき、演習の目的や内容の難易度の構成を考えましょう。

　演習の場所は、実習室や演習室、シミュレーションルーム等を活用できるとより効果的です。まず、2～6人程度の小グループをつくります。クラスの大勢で一つの場面を見るということも良いでしょう。1名が「看護師役／看護学生役」になり、それ以外の人は「観察者」になります。内容によっては看護師役は緊張も高いことが想定されますので、2名でペアになることも可能です。精神看護における設定や学習の目的に合わせて設定しましょう。

　観察者は、演じている途中は一切物音を立てないように注意し、決して笑ったり目で合図を送ったりしないようにしましょう。

　観察者の観察の視点については、予め定めない場合もあれば、観察項目を観察者に提示しておくなど、どちらもそれぞれの効果があります。学習目標に応じて設定しましょう。

　全体の合図に従い次のように進行します。（2～6人程度の小グループで実施する場合）

①課題を読む	1分間
②課題の実施	7-8分間
③患者役・看護師／看護学生役の感想	2分程度
④観察者のコメント、デブリーフィング、ディスカッションなど	5分間～

　学生は①～③を実施し、その後④のようにコメントを得たり、全体的な学びのディスカッションを行ったり、デブリーフィングを実施します。デブリーフィングはシミュレーション終了後にファシリテータが主導となってフィードバックを提供し、振り返りやディスカッションを行うことです。そのねらいは、参加者が自己の行動を客観視し、将来の行動変容につながる気づきを促すことです。ファシリテータは学習者の感情を開放することと学習内容と経験の統合を目的として、質問を投げかけて学習者の気づきを促します。

　ロールプレイ演習においても、シミュレーション演習においてもグループのメンバー同士が協力し合い、参加者全員が学び合うというあたたかく謙虚な姿勢で場を創ることが重要になります。

1. 急性期から臨界期にある患者の事例

中村さん　28 歳男性、統合失調症　入院形態：医療保護入院

(1) 生育・生活歴

　中村さんは、3 人兄弟の次男である。父（59 歳）と母（59 歳）と 5 人で実家にて暮らしている。父親は書店を営んでおり、母親は書店の手伝いをしている。出生時は異常なく、元来おとなしく内向的な性格であった。言葉の遅れなどを指摘されたことはなく、小学校から高校生まで、授業態度はまじめであった。自分から他者に話しかけることは苦手なようで、友達は多くはなかったが、放課後に話したり遊んだりする友人は数人いた。大学では経済学部（4 年制）に進学した。大学に入学してから、帰宅後や休日はほぼ自室で一人きりで過ごすようになったが、もともと内向的な性格であったことから家族は特に気に留めなかった。大学 3 年ころより授業への遅刻や欠席が目立つようになったが、家族の協力のもと、何とか単位は取得し、大学を卒業した。大学卒業後は、父親の営む書店に就職し働いていた。本人と家族の仲は良く、喧嘩をしたことはほとんどない。

(2) 入院に至った経緯

　父親の営む書店に就職してからは、部屋から出てくることが出来ずに遅刻や欠勤をすることがあったが、父親が業務を調整し、仕事は多少、他の人より時間はかかるが大きな問題はなく行っていた。勤務後や休日は自室にこもって過ごしていた。入院の 1 年前頃より、仕事中に独り言を言ったり、ぼーと天井の隅を眺める様子が見られた。また、「店の外から誰かがじっと見ている」と話し、家でも険しい表情で何かを探すような様子が見受けられた。心配した母親が精神科受診をすすめたが、本人は頑なに拒否し、父親も業務の忙しさから先送りになっていた。

　入院の半年前頃から、徐々に欠勤が増えていき、最終的に仕事に行くことができなくなった。自室に引きこもり、食事も摂らない日もあり、入浴など整容行為もできなくなった。時々、部屋から出てくることはあり、険しい表情で「盗聴器が仕掛けられている」「誰かに狙われている」と訴えていた。そのような状態が 2 週間ほど続き、父と母、長男がリビングで過ごしていると、急に部屋から飛び出してきて、「誰かに連れ去られる！連れていかれる！」と大声で叫びながら家具を投げるなどし始めた。怯えた表情や怒りの表情で支離滅裂な訴えを繰り返しながら暴れたため、父親と長男が止めに入り、何とか本人を抑え、母親の運転により精神科救急当番病院を受診した。幻聴・幻覚にさいなまれ、自傷・他害の危険性はないものの入院治療が必要な状態であると判断された。本人は判断能力が著しく低下した状態にあるため、父親の同意のもと医療保護入院となった。

(3) 入院後の経過

　病棟入棟後も幻聴・幻覚に強く影響を受けており、「殺される！」「逃がして！ここから出せ！」と叫び、身体を抑える職員の腕を振りほどこうと激しく暴れた。保護室入室となり、隔離対応となった。大声を出すことは続いたが、朝になるころには部屋の角を見つめながら何かをつぶやくようになっていた。看護師が声掛けをするが、反応は示さない。食事摂取を促しても、ぼーっと空を見つめ続け、摂取しないこともあった。飲水は極少量を少しずつ口に含み飲用していた。発熱等の脱水徴候がうかがえたため、点滴開始となるがその場合は処置固定を必要とした。薬剤療法として、入院後よりアリピプラゾールが開始され、その後 24 mg まで増量し 2 週間内服継続したが、

幻聴・幻覚の軽減には効果を示さないため、リスペリドンに変更になり、12 mg まで増量して 2 週間内服継続した。しかし、日中に傾眠傾向が出現するとともに、「角のところに誰かいます」「誰かが僕を狙っています」と訴えは継続し、幻聴・幻覚の軽減には効果を示さなかった。入浴・整容行為には拒否的であり、衣服を脱ぐことを強く拒んだ。

　入院から 2 か月経ち、内服がクロザピンに変更となったところ、内服開始から 3 週間後の内服量が 200 mg になる頃には、部屋の角を眺めることは続くが、表情は穏やかになり、怯えた表情や言動は減少した。その後は、クロザピンの薬剤調整を行いつつ、日中は開放観察を行い、食堂での活動やレクリエーションにも参加している。食事・水分摂取も経口から可能となり、入浴や整容行動についても、促しにより 1 週間に 1 回程度のペースで行っている。幻聴・幻覚の出現は継続しているが、幻聴・幻覚による行動化はなく、自傷・他害の危険性は低いという判断から、4 人部屋へと病室移動となった。

　4 人部屋へ移動後、他患者と交流することはほぼなく、同室者ともトラブルを起こすことはない。食事は「食べるなって言われるんですよ」と話し、拒否することはあったが、促しにて 5 割以上は毎食摂取可能である。夜間は、「よく眠れますよ」と話すが、朝 4 時頃には食堂にいることが多く、日中は活動中にウトウトと眠たげな表情が目立っている。また、日中にベッドに座って何かと話している様子も継続している。夜中にナースステーションに来て看護師に、「僕の頭の後ろ側が無くなっていませんか？」と頭を見せながら訴えられ、無くなっていないと伝えると、「そうなのかなぁ。看護師さんがそう言うなら、まぁ」と答え部屋に戻ることもあった。入院時より体重は 4 kg 程減少し、「なんか、僕、痩せていませんか？」と本人も気にしている。排便状態は、「おなかの調子が良くない」と下痢を訴えること多いが、続くことはない。一日の排泄については、排尿 4 回、排便 1 回。尿量は 1000ml（比重 1.045）である。

（4）治療内容
　（薬物療法）入院から 2 か月後〜クロザピン 12.5 mg、徐々に増量し 3 週間で〜 200 mg
　　　　　　注）クロザピンは毎週採血をして白血球数・好中球数をモニターしつつ投与
　（精神療法）2 回／週

（5）家族の協力
　父親・母親ともに入院時以来は面会に来ていない。父−治療を受けて、混乱している状態がおさまってから帰ってきてほしい。兄弟−中村さんとの会話からは話題がでない。

（6）身体データ
　〈入院から 3 か月後〉RBC 530 104/㎣、Hb 14.4g/dl、Ht 40％、WBC 5500/㎣、好中球 55％、Na 149mEq/l、K 4.0mEq/l、Cl 110mEq/l、BUN 20 mg/dl、ALB 3.6g/dl、TP 6.9 g/dl、呼吸 20 回／分、血圧 120/62㎜ Hg、脈拍 80 回／分、体温 36.7℃、肝機能　問題なし、HbA1c 5.0％、LDL 80mg/dl、HDL 70mg/dl、身長 175 cm、体重 62 kg。

Exercise 6-1

a．中村さんについてアセスメントをしましょう（用紙は付録を参照）。
b．看護の方針（看護計画）を考え書きましょう。

Exercise 6-2

a．シミュレーション課題にチャレンジしましょう。（7分間）
目的：妄想のある患者を理解し、患者の苦痛や不安の緩和や安心・安楽の向上に向け、治療的コ
　　　ミュニケーションを用いて看護実践能力を養う。
目標 1．患者の精神状態について尋ねることができる。
　　　2．患者が不快とする症状について尋ね、理解することができる。
　　　3．患者が今よりも安全・安楽になる方法を考え提案できる。

中村さん　28歳男性、統合失調症
　2か月前に、妄想による混乱から暴れる様子があり入院治療となりました。個室でしたが、クロザピンの薬物治療を受け興奮状態は落ち着いているため、3日前より、個室から4人部屋に移動になりました。今週に入り、中村さんは少し落ち着かない様子がみられています。日中にデイルームと部屋を行ったり来たりと往復したり、部屋のベッドサイドに立っている姿もみられています。今朝も、朝食が終わった時間から、デイルームと自室を行き来している様子が見られます。

課題：今日は中村さんの担当になりました。中村さんに朝の挨拶に行きましょう。そして、中村さんの精神状態について尋ね、対応してください。
時間は7分間です。

2. アルコール使用障害の患者の事例

西村さん　57歳　女性　アルコール使用障害　入院形態：医療保護入院

(1) 生育歴・生活歴

　S県生まれ。2人姉弟の第一子。性格はおとなしいが、頑固なところがある。高校を卒業し、デパートの事務員として数年働き、結婚した。西村さんには母親と弟がいるが、70代後半になる母親は現在、要介護2のため施設に入所している。弟とは音信不通の状態。西村さんは25歳の時、料理人の夫（3歳年下）と結婚、2人の子どもをもうける。子どもたちは、長女31歳（D県内に在住）、次女29歳（他県在住）でそれぞれ家庭を持っている。子どもたちは高校卒業後独立しており、長女とは連絡を取り合っている。西村さんは現在、D県で一人暮らし。夫とは、離婚を前提に別居をしている。56歳の頃、出血性胃潰瘍に罹患し内視鏡的止血術を受けている。

(2) 入院に至った経緯

　10年ほど前までは、殆ど飲酒の習慣はなく、付き合い程度の飲酒をしていた。デパートの事務をしており、人付き合いは得意ではないが、特に問題もなかった。47歳の時、西村さんの母がうつ病を発症し母との関わり方にストレスを感じたことをきっかけに、夜一人の時に飲酒するようになり、酒の量が増えていった。数年前より、近所の友人を介して、近くに住む男性と一緒に酒を飲むようになった。次第に、夜家に帰らずに飲み続けることも出てきた。酒の量は1日に日本酒1-2合と焼酎1-2杯であると話す。夫とも口論が多くなり、この2年間は別居している。県内に住む長女が心配し、時々母の様子を見に来ており、今回は、手の振戦が現れ、西村さん自身も心配になり、娘に付き添われ受診し、医療保護入院となった。

(3) 入院後の経過

　入院直後は、個室に入室し、その際には手の振戦が見られた。その後数日は、発汗や手指の振戦による苦痛を訴えた。入院から2週間後には入院時の症状も落ち着き、4床室に移動した。身の回りの一通りのことは自立している。整容もしっかりされている。他の患者とはそれほど話さず、日中はどちらかというと一人で新聞を読んだりテレビを見て過ごしている。落ち着かない時には頓服薬の内服で対処するように医師の指示があるが、内服はしていない。排泄回数は、排尿9回／日、排便1〜2回／日。

　入院2週間後より医師から勧められて、病院内で日中に開催されてるアルコール集団療法へ参加した。しかし、参加に納得していない西村さんは、1回目の参加では参加者の輪に加わることはなく、一言も話すことはなく、部屋の隅に座り会が終わるのを待っていた。真剣に発言者の話を聞いているような姿は見られなかった。終了後に、「みんな過去の酒の失敗談ばかり話していて、傷のなめ合いみたいにしか思えない」「酒は、本気でやめようと思えば自分の意志で何とかできますよ」と会が終わったあと、看護師に言っていた。

　入院から3週間後に、長女が面会に来て、病棟内で一緒に過ごしていた。長女とはアルコール使用障害に関する会話は一切なく、長女がアルコールの話題に触れると、西村さんは、黙ってしまうということだった（長女より）。長女は「しっかり治して欲しい」という希望があり面会の帰り際に西村さんに伝えると、西村さんは「まあ、そうですね」とうなずくのみであった。西村さんは、

淡々と静かに病棟内で過ごしているように見える。

　入院から4週間後、アルコール集団療法（4回目出席）では、西村さんも参加者の輪に加わっていた。西村さん自身の発言は見られなかったが、参加している他の人の発言内容を聞いている様子が見られた。アルコール集団療法終了後はイライラを訴え頓服薬を内服した。看護師が気持ちを尋ねると、「まあ、皆さんいろいろあるんでしょうね」と話すが、自身の気持ちについては触れない。

　アルコール集団療法5回目に出席するが、自分からの発言は見られなかった。終了後に看護師に「何かいろいろ考えますね…。これまでの事とか…」「アルコール依存症って、大変なんですね」とのみ話した。他の入院患者とは、殆ど交流はなく、デイルームで新聞を読んだりテレビを見て過ごしていることが多い。同室者とは、ときどき天候の話等をしているが、自分から話しかけることはない。翌日、長女の面会があり、その際に長女に、アルコール使用障害の本を持って来てほしいと依頼していた。

　長女は、「今までいろいろと苦労を掛けられました。しっかりと治療をしてもらいたい。今後の生活のことは、母はたぶん一人で暮らすことになると思います…。支えたいとは思っています」と話す。長女が夫と連絡を取っているようであるが、夫は面会には来ない。体重46 kg　身長156 cm　夜間の睡眠時間は8時間、睡眠に対しての不満、苦痛の訴えはない。GOT 290 IU/l、GPT 280 IU/l、γ GTP 546 IU/l。

（4）治療
　入院後5日間　静脈点滴　フィジオ 500 mL（＋ビタメジン 1A）
　アルコール集団療法1回／週　入院から2週間後より開始～
　（精神療法）医師により1回／週
　（不安時頓用薬）ロラゼパム 0.5 mg　1回1錠1日3回まで

Exercise 6-3

　a．西村さんについてアセスメントをしましょう（用紙は付録を参照）。
　b．看護の方針（看護計画）を考え書きましょう。

Exercise 6-4

　a．シミュレーション課題にチャレンジしましょう（7分間）。

目的：回復過程にある患者の精神状態や感情を理解し、将来の回復に向け、治療的コミュニケーションを用いて看護実践能力を養う。

目標 1. 患者の精神状態や、感情について尋ね受け止めることができる。

　　 2. 患者の今後の向かいたい方向（希望）について明確化できる。

　　 3. 患者が今よりも安全・安楽を考え行動する（落ち着くまで待つ）ことができる。

西村さん　57歳　女性　アルコール使用障害

　アルコール使用障害の診断を受け、入院して5週間になります。西村さんは5回ほどAAの出席をしています。それまでは、アルコール集団療法に出席しても発言はなかったのですが、5回目終了後は「何かいろいろ考えますね…。これまでの事とか…」「アルコール依存症って、大変なんですね」という発言もありました。その翌日、西村さんから、看護師に話したいという申し出があり、面談の時間を設定することになり、落ち着いた個室で話すことにしました。

課題：西村さんと個室で話を始めました。西村さんから、「私、どうしたら良いのでしょう。いろいろ、周りにひどいことをしてきたと思うんです」と話し始め涙を流しました。西村さんの思いを受けとめ対応してください。

時間は7分間です。

---

3. うつ病の患者の事例

沼田さん　54歳　女性　うつ病　　　　入院形態：医療保護入院

(1) 生育歴・生活歴および今回の入院に至った経緯

　C県生まれ、公務員の父と保育士の母のもとに一人っ子として出生した。小学校6年生の時、交通事故で父は他界した。以後、母との二人暮らしをしていた。短期大学を卒業後、幼稚園教諭として就職し現在は地元の公立幼稚園で勤務している。26歳の時、高校の同級生であった現在の夫と結婚し27歳で長男、29歳で長女、31歳で次女を出産した。50歳の時に乳がんで右乳房部分切除術を受け、再発の不安を抱えつつ現在はホルモン剤を服用しながら大学病院の外科に3ヶ月に1回外来通院中である。

　乳がんと診断された50歳頃より「体がだるい」「疲れた」「ゆううつ」と感じることがあった。51歳の頃、義母（夫の母）が認知症になり、夫が義母との同居を提案し、沼田さんは渋々納得し、義母と同居を開始した。同居を始めた頃から、寝つきが悪くなった。次第に、乳がんの再発の不安や、他に何か体に悪い病気があるのではないかと思うようになり不安が強まり、外科の担当医からの紹介で精神科を受診し大学病院の精神科を紹介された。2年前の梅雨頃に精神科を受診し、うつ病と診断され外来通院による薬物療法を開始した。外科と精神科の通院、仕事と義母の介護により多忙であり、同年の秋頃より抑うつ気分や意欲低下がみられ、同年の冬に精神科病棟に4か月間の初回入院をした。退院後、「入院してしまって職場にも家族にも迷惑をかけてしまった」と言い、これまで以上に仕事や介護、家事を頑張っていた。1年間は忙しく生活していたが、昨年から義母に徘徊が見られるようになった。そのためヘルパーを導入しながら保育士の仕事も時間短縮で働くなど職場と調整し、義母の介護を行っている。丁度この頃、大手企業に勤める夫は部長に昇進したため仕事が忙しく、母の介護は休日に関与する程度であった。そのため沼田さんは、「自分の通院と仕事と介護で大変だけど、義母を施設に入れるというのも気が引ける。だから私が頑張らないと」という思いをずっと持っていた。長男は大学卒業後、関東にある企業の本社勤務、長女は関西（遠方）にある企業に勤めているため、長男と長女に介護の協力は得られない。義母の介護を担うのは、沼田さんと次女（23歳）が中心である。

　A年の梅雨頃（54歳）、以前よりも家事に時間がかかるようになり、仕事の書類作成でもミスが目立つようになり、不眠や食欲低下、意欲低下も見られた。また、興奮し介護を拒否する義母に対して「こんなにも一生懸命介護しているのに、なんで分かってもらえないの？」「毎日が辛い…もう死にたい」「義母のためを思ってやっているのに…むなしい」と頻繁に言うようになり、体重は3週間で54kgから49kgに減少していた。沼田さんは、真面目で几帳面、責任感が強いところがあり、次女は母親について「仕事をしていても昔から家事も完璧だった。家族のなかでも、自分よりも子どもや父のことを優先することが多い」と言う。

　状態が改善しないため次女と夫の付き添いで精神科を受診し、医療保護入院となった。

(2) 入院後の経過

　入院時、閉鎖病棟の個室に入院した。このとき沼田さんは、「眼がかすむ」「体がだるくて力が入らない」「自分で何もできないぐらいなら、死んだ方がまし」と訴え、ほぼ臥床して過ごしていた。声も小さく、ささやく程度であり、表情は乏しく目をつむっていることが多かった。うなだれて足

腰に力が入らなく、室内のトイレを利用するのがやっとの状態であった。食事は看護師が配膳するが、なかなか食べられず病院食は毎食3〜4口程度の摂取だった。家族が果物を差し入れするが、それも5口食べる程度であった。入浴は看護師の介助で3回／週予定しているが、洗面や更衣は自分で行えるが入浴は億劫と言い、看護師が洗髪などを部分的に介助してなんとか入ることができる日もあれば、入浴を拒否し清拭を介助することもあった。

入院から20日経った頃から、日中の午後はベッドに座って過ごすこともできるようになった。食事の配下膳などはゆっくり自分で行っている。食事は「あまり食べたいとは思わない」と言い、毎食2割程度の摂取である。睡眠は、「目が覚めても疲れている」と疲労感を浮かべている。就寝前に睡眠薬を服用し、夜間は眠っているように観察されたが起床時間にはなかなか起きることができず朝食の配膳時にようやく起きている。「なかなか熟睡感がない」とも言う。午前中は、ベッドに臥床していることが多い。表情は依然乏しく、「いろんな人に迷惑をかけているから消えてしまいたい…」と話し涙を流すこともあった。声は小さいが聞き取れるくらいで、看護師との会話は短い返答で終了する。日中は自室からほとんど出ることはなく、ベッドに座りため息をついている様子がみうけられる。消灯前「うつ病って、つらい病気ですね…」「私は良くなるのでしょうか…」と夜勤の看護師に話し、看護師が詳しく思いを聴こうとするが「いえ、大丈夫です」と言い、それ以上話そうとはしなかった。

〈入院から20日後〉身長157 cm、体重49 kg、AST 30U/L、ALT 30U/L、Hb 11.2g/dl、Ht 42％、Na 149mEq/l、K 3.9mEq/l、Cl 110mEq/l、ALB 3.5g/dl、TP 6.5 g/dl、TLC 1500/μl、CH-E 200U/l、BUN 24 mg/dl、呼吸15回／分、脈拍80回／分、体温37.2℃、血圧98/62mmHg、TSH 0.35μlU/ml、T_3 4.0pg/ml、T_4 1.2mg/ml

(3) 治療

精神療法として、医師の診察が週2回（一回30分ほど）行われている。作業療法の参加は不許可。

入院時より〜 ・セルトラリン（25 mg）4錠分2　朝夕後
　　　　　　　・ミルタザピン（15 mg）1錠分1　眠前
　　　　　　　・ゾルピデム（10 mg）1錠分1　眠前

(4) 家族の思い

夫の面会は休日に、次女は会社帰りや休日に来ており協力的である。沼田さんの義母は、沼田さんの入院中は一旦施設に入所したが、夫や次女の日常生活に対する負担は増している。しかし「本人の回復が大切」と考え、現状を受け入れている。長男、長女ともに母を心配しているが遠方のため面会にはまだ来ていない。父や次女と頻繁に連絡は取り合っている様子である。

Exercise 6-5

a．沼田さんについてアセスメントをしましょう（用紙は付録を参照）。
b．看護の方針（看護計画）を考え書きましょう。

Exercise 6-6

a．シミュレーション課題にチャレンジしましょう。（7 分間）
目的：回復過程にある患者の精神状態や感情を理解し、将来の回復に向け、治療的コミュニケーションを用いて看護実践能力を養う。
目標 1．患者の精神状態や、感情について尋ね受け止めることができる。
　　 2．患者の今後の向かいたい方向（希望）について明確化できる。
　　 3．患者が今よりも安全・安楽を考え行動する（落ち着くまで待つ）ことができる。

> 沼田さん　54 歳　女性　うつ病
> 　沼田さんは入院して 3 週間になります。入院時はほとんど日中は臥床していました。先週から日中はベッドに腰掛けて過ごしていく時間が多くなりました。声も小さく、弱々しい印象です。
> 　本日朝のカンファレンスでは、沼田さんが昨日も、ベッドに腰かけ座っており、「いろんな人に迷惑をかけているから消えてしまいたい…」と話し涙を流していたという報告がありました。また消灯前には、「うつ病って、つらい病気ですね…」「私は良くなるのでしょうか…」と夜勤の看護師に話し、看護師が詳しく思いを尋ねようとしましたが、「いえ、大丈夫です」と言い、それ以上は話さなかったという報告もありました。また別の日には、「もう入院して 3 週間が経とうとしているのに、良くなっている感じがしません」と話していたということも、他の看護師より情報がありました。
>
> 課題：本日は沼田さんの担当になりました。昨日の情報から、沼田さんの気持ちについて情報収集をしてください。
> 時間は 7 分間です。

4. 統合失調症回復期にある患者の事例

根本さん　36歳　男性　統合失調症（回復期／慢性期）　入院形態：医療保護入院
(1) 生活背景

　C県生まれ。2人兄弟の第1子として出生。父親は大工で母親は専業主婦。中学校までは物静かで、特に問題なく成長。中学時代の成績は中の上で、クラスではあまり目立たない存在ではあったが何人かの友人はいた。また、卓球部に所属し練習には一生懸命取り組んでいた。地元の高校に進学後も卓球部に所属していた。部活動で話す友人はいたが、多くはなかった。高校卒業後は地元の大学に進学したが、1年で退学した。その後、居酒屋でアルバイトを始めるが長くは続かなかった。仕事を始めるがすぐにやめることを繰り返しながら転々とした。

(2) 入院に至った経緯

　19歳（大学1年）の夏頃から、イライラしやすく眠れない日があった。前期の定期試験のとき、周囲の筆記具の書く音が気になることがあった。夏季休暇に入った頃から「みんなが自分の悪口を言っている」と、自宅では自分の部屋に引きこもるようになり、「誰かに見張られている」「盗聴されている」と言って窓を新聞紙で覆い、部屋中を盗聴器がないか探し回る行動が見られた。食事量も減少し独り言が増え、親戚の保健師の紹介をうけ、父と母に連れられて精神科を受診した。統合失調症と診断され、本人は入院を拒否したが父の強い希望で、同年秋頃に初回入院。入院直後は「お前は落ちこぼれだ」「お前なんかいらない」などの声が聞こえると訴えていたが、入院中の服薬治療（抗精神病薬）により症状が軽快し退院した。その後、自宅で療養しその後大学を退学し、居酒屋でアルバイトを始めた。仕事でミスをした際に、「お前なんかいらない」と幻聴が聴こえるようになり、アルバイトは長く続かなかった。20歳頃に、退薬をきっかけに幻聴が出現し、父親の勧めで2回目の入院となった。

　服薬治療後、根本さんの幻聴などの精神状態は安定し、試験外泊を繰り返した後、自宅へ退院となった。その後は外来通院しながらデイケアを利用していた。2年前（34歳）に、「そろそろ自分で働きたい」と希望し、デイケアの紹介で弁当の仕出し会社（就労支援施設A型）で就労を開始した。就労の姿勢は真面目であったが、仕事が忙しくなると薬を飲み忘れることが増え、「こんなこともできないのか」「馬鹿だな」という声が聞こえるようになり、父の付き添いで、1年前に3回目の入院となる。内服を始めると精神状態は安定し、2ヶ月で退院した。退院後は、同じ仕出し会社で働いた。仕事のない土日は、一日中部屋にこもり寝ているが、平日は仕事を継続できていた。「調子が良い、仕事もちゃんとできているし、治っている。今まで迷惑をかけたから、働いて親孝行もしたい」と家族に話していた。しかし薬の飲み忘れはしばしばみられ、両親が声をかけると服薬するという状況であった。仕事に新しいスタッフが加わり、またその頃より仕事が忙しくなり、調子を崩して時々仕事を休むようになった。4か月前に、職場で幻聴が聴こえると言い、周りの同僚からも心配されて早退した。その翌日、両親に付き添われ4回目の入院となった。入院時は易怒的な様子もあり、やや興奮気味であった。

（3）入院経過

　入院時は、「お前は役立たず」「お前なんて何をやってもダメだ」という幻聴が激しかった。しかし、入院後薬物療法が始まり1か月程経過し、幻聴は軽減してきた。入院3か月後には、作業療法が可能になり、院外への散歩も可能になり他の患者と一緒に集団での散歩に参加する様子が見られた。散歩中は、自分から人に話しかけることは無いが、顔見知りの看護師から話しかけられると会話には応じていた。

　入院から3か月後、病状は安定し、病識もある程度持てるようになったことから、入院形態は任意入院に変更された。医師より「そろそろ外泊をしてみて、来月ぐらいには退院を目指せる」と説明され、1泊2日の試験外泊をした。外泊中は、家族と外食をしたり、今後の仕事についても話をしたようだった。外泊中も服薬については、家族が声をかけなければ飲み忘れてしまうことがあった。そこで看護師と医師と根本さんとの相談のうえ、退院後の生活に向けて疾病教育（心理教育）を開始することになった。退院には前向きな気持ちがある様子で働きたいと話している。入院から3カ月半経った頃には、薬剤師や看護師による服薬教育が開始された。服薬教育では、薬を飲み忘れてしまう原因を中心に主治医、担当看護師、薬剤師が協力しながら行った。服薬教育中、根本さんは調子が良くなると薬は必要ないと考えていることや、服薬すると日中眠くなることを訴えていた。食後の服薬は看護師が配薬しているが、根本さんは、「もう調子もいいので、どちらかというと飲まなくても良いと思う」と話し、服薬の必要性を説明されて、毎回しぶしぶ服薬している。

　病棟内での根本さんはグループ散歩や作業療法以外は一日中ベッド上で過ごしており、他の患者との交流はない。ベッド周りはスリッパを脱ぎ捨てていたり、パジャマが脱いだままになっていたりと煩雑である。洗面はできているが、髭剃りや爪切りはできておらず、髭が伸びてきている。入浴は週3回している。更衣は入浴の際にしているが何度か着まわしている。また、ズボンからシャツがはみ出していることも多い。声をかけると直す。洗濯は母が取りに来て自宅で洗濯後、病院に届けている。現在、週に1回実施されている作業療法に参加しているが、「疲れた」と言って途中で退室することが多い。作業療法士には、「早く働かないと」と話すことがある。どんな仕事をしたいか尋ねると、「あまり忙しくない仕事がいい」と言い、「仕事場に新しい人が来たけど…話しかけられても何を話せばいいか分からない」と言う。部屋で過ごすときは、売店で大量に購入した菓子や炭酸飲料を摂取していることが多い。一日にポテトチップスを2袋、500mlのコーラを2本飲んでいる。他にもカップラーメンを1個／1日食べている。食事（常食C　2200kcal：食事中水分1000ml）は全量摂取している。排尿は5〜6回／1日、排便は1回／2日ある。

（4）家族の思い

　母は面会時、「入院時に比べたら落ち着いているが、外泊では少し幻聴があるようで気になっている。日中はまた働けるとよい」父は、「最近は、薬はもう飲まなくて良いと言っている。このまま帰って来て大丈夫だろうか」と話している。

（5）コミュニケーション

　根本さんから他の患者に話しかける様子はあまりない。看護師が話題をふると「ああ、そうですか」と話が広がらないことも多いが困ったことがあるときには、医療者に訴えている。

（6）身体データ

〈入院から4か月後〉身長165 cm、体重69 kg、Hb 15.3、Ht 45.1％、Na 145mEq/l、K 4.4mEq/l、Cl 107mEq/l、ALB　4.5g/dl、TP 7.9 g/dl、BUN 11 mg/dl、HbA1c 5.4 ％、LDL 110ml/dl、HDL 65mg/dl、呼吸15回／分、血圧126/72㎜ Hg、脈拍89回／分、体温36.9℃。

（7）治療

（定期薬）入院から3か月後〜　アリピプラゾール（6 mg）2錠分1（夕食後）
　　　　　　　　　　　　　　　センノシド（12 mg）3錠分3（毎食後）

Exercise 6-7

　ａ．根本さんについてアセスメントをしましょう（用紙は付録を参照）。
　ｂ．看護の方針（看護計画）を考え書きましょう。

Exercise 6-8

　ａ．シミュレーション課題にチャレンジしましょう。（7分間）
目的：回復過程にある患者の精神状態や感情を理解し、将来の回復に向け、治療的コミュニケーションを用いて看護実践能力を養う。
目標1．根本さんの内服に関する気持ちを尋ねることが出来る。
　　　2．根本さんの気持ちを尊重しつつ、内服を促すことが出来る。／解決策を考えることが出来る。
　　　3．根本さんと今後の目標を明確化し、一緒にとり組む姿勢を伝えることが出来る。

根本さん　36歳　男性　統合失調症（回復期／慢性期）

　根本さんは入院して4か月になります。入院当初の被害的な幻聴は減少してきており、病棟では落ち着いており試験外泊を1回したところです。今後は、外泊をしたのち、自宅へ退院の予定です。以前の入院から、薬の飲み忘れが見られており、そのたびに症状が悪化し入院を繰り返している状態です。今回の外泊でも薬を飲み忘れる様子があったようです。退院の準備として、今週から入院中の薬の自己管理を開始する予定です。

課題：今朝、根本さんの担当のあなたのところへ、根本さんから、「薬の管理って言われたけど、なにかな？」という質問があった。薬に関する根本さんの考えや認識について確認し対応してください。

時間は7分間です。

5. ADHDをもつ中学生の事例

野村さん　13歳男性、ADHD　WISC-IV 76（測定日：通所開始時）（利用サービス）精神科デイケア（月〜金）

(1) 生育・生活歴

　野村さんは、2人兄弟の次男である。父（44歳、建設会社経営）と母（42歳、建設会社事務）と、兄と4人で暮らしている。経済的に安定した生活をしている。幼稚園の頃から、先生が話している時に部屋を出て行ったり、友達にいたずらしたり自分勝手な行動をとることが多く、よく注意をされた。小学校低学年の頃は、学級や学校の規則が守れずに毎日のように担任から注意を受けていた。特に、授業中に友達にいたずらをすること、順番や時間を守れないことが多かった。小学校高学年になると、集団で行うゲームや運動、登下校の時は一人になっていることが多く、友達から注意を受けると、すぐに手を挙げ喧嘩になり、両親からもよく叱られていた。母親が学校や同級生の親に謝罪をすることが度々あった。

(2) 通所開始までの経過

　中学入学後、バスケットボール部に入るが、部のルール（序列や練習時間、練習内容など）を守れずに同級生や先輩とうまくいかずに休みがちになる。学校には、入学した翌週からほとんど毎日遅刻をしている。授業中も居心地が悪く感じ、同級生にいたずらを仕掛けたりし先生から注意を受けることが多い。入学から2か月、普段の行動に問題があると指摘され、両親呼び出しの元で指導を受ける。それ以降も集団行動（全校集会、学級活動に遅れる、参加しない）が取れず、同級生との喧嘩が毎日起きていた。授業中もペン回しをしたり、前に座っている同級生の椅子を蹴ったり、何度も「トイレ」と言い教室を出ていくことが続いた。特に、テストなどで教室内が静かになると落ち着かず、その場から出ていくようになりテストを受けることができなかった。秋頃、努力遠足で遠方に登山に行った際に、途中で野村さんが居なくなり、教員・学生が一斉捜索をすることがあった。結局すぐに見つかったが、話を聞くと「早く登りたかったから近道しようとした」と話し、立ち入り禁止のコースを一人で登っていたようだった。この出来事がきっかけで、クラスメイトとの関係も悪くなり、徐々に交流がなくなった。次第に、「学校に行っても楽しくない」と言い、欠席することが増え始めた。運動会の練習が始まると、「仲良くしたいのに、先生からも注意されるばかりだし嫌だ」と言い、周囲と馴染めず1週間続けて欠席した。冬頃、担任及び養護教諭からの勧めで、B病院を受診したところADHDと診断を受ける。学校に行くことができない日が続き、翌年の正月明けからB病院のデイケアに通うことになった。

(3) 通所開始時〜現在の状態

　通所開始当初から、デイケア開始前のホームルーム中に部屋の電気を点けたり消したりを繰り返したり、静かな送迎バスの中で大声で話をすることが繰り返しあった。同じ作業部屋の同世代の男子と口論になり、手を上げようとしたところを職員に止められることもあった。「あいつがイライラさせるのが悪い。なんで俺だけいつも怒られるんだ」という。よく話を聴くと、自分が忘れ物をして相手が貸してくれなかったため怒ったということである。また、髪の長い職員の髪を引っ張る行動も毎日見られる。家での様子は、デイケアから戻ると庭のバスケットゴールでずっとシュート

練習をするため、夕食の時間に家族でそろって食事ができていないようである。夜は、衛星放送でバスケットの試合があるときは朝方まで見て、試合がない日はTVゲームをしており、父親に注意を受けて止めるという様子である。デイケアの開始時間（9：30）に起きられず、母親が車で送ってくることが週に3回ほどある。母親が声をかけていても、目覚まし時計をかけ忘れる。

　デイケアの活動中でも、野村さんの声は良く響き、隣の部屋からでも話の内容がわかるほど大きな声であり、度々「うるさい！」と年上の利用者から注意を受けている。注意を受けたらその都度声は小さくなるが、また同じ大きさでの会話が始まる。クラフト活動に参加するが最後まで作品を作成できず、中途半端で止まっている。特に、自分の興味がない作業（細やかな作業：お菓子作りの計量、掃除のごみ集め・落ち葉ひろい、窓ふき、ビーズ細工など）に関しては、5分以上継続して取り組むことができない。職員に対し、「言われていることは分かっても、なかなかその通りに取り組めないからもう嫌だ」と話すこともある。その一方で、自分が関心のある事や身体を動かすこと（好きなゲーム・運動・荷物運びなど）は、作業に集中して取り組むことができる。将来はバスケットボール選手になるといい、好きな選手の話は楽しそうに話す。一度話し続けると、デイケアのプログラム参加の時間に遅れることもあり、注意を受けて「あ、そっかそんな時間だった」と気づく。服装は、バスケットチームのシャツやバスケットシューズを履いており、小綺麗な印象を受ける。髪も短めで清潔感がある。

　排尿5回、排便1回

（4）治療内容
　（薬物用法）コンサータ®18 mg（1錠）　1回／日　朝
　（精神療法）医師の診察が月1回（1回30分程度）行われている

（5）家族の協力
　週末は家族と出かけることが多い。父−生活態度はあまり変わらないが、怒られて嫌だったというような苦しい姿を見ることは少なくなり、ほっとしている。これからどうなるのかまだ先はみえない。母−将来の不安はある。学校に戻れるなら戻ってほしい。高校は卒業させたい。

（6）身体データ
　身長166 cm、体重58 kg、Hb 15.3、Ht 45.1%、Na 145mEq/l、K 4.4mEq/l、Cl 107mEq/l、ALB 4.5g/dl、TP 7.2g/dl、BUN 13 mg/dl、呼吸12回／分、BP 116/72mmHg、P 69回／分、KT 36.3℃

Exercise 6-9

a．野村さんについてアセスメントをしましょう（用紙は付録を参照）。
b．看護の方針（看護計画）を考え書きましょう。

（野村さんの事例に関してはここまでです。）

第6章では、たくさんの複雑な情報の中から全体像の作成や統合アセスメントを行い、さらにロールプレイやシミュレーション演習を経験することによって、患者に対する看護の方向性を考え実践の一部として効果的にコミュニケーションを活用することができることを意識しました。看護過程を展開することにおいて、患者－看護師のコミュニケーションについても考え、必要な情報を得る方法、また看護師の考えを伝える方法についても考えられたのではないでしょうか。ここでは、提示された紙上の事例という限界はありますが、想像を膨らませながら患者の状態を考えたことと思います。看護実践において優先される事は、それぞれの状況によって異なりますから、今後は、看護の継続的な学習や実践の中で、自身の看護実践の中で学んだことを活用してみましょう。

参考文献

・Cowperthwait, A. (2020). *NLN/Jeffries Simulation Framework for Simulated Participant Methodology, Clinical Simulation in Nursing*, 42, 12-21
・河村奈美子, 岩本祐一. （2016). 『精神看護学演習における模擬患者活用によるシミュレーション教育の評価：ロールプレイ前後の共感性とコミュニケーションの変化』『大分大学高等教育開発センター紀要』8, 53-60.
・河村奈美子, 町田佳世子, 岩本祐一. （2019). 『精神看護学におけるシミュレーション演習による看護学生の学びの広がり：テキストマイニングを用いた学生のメモの計量的分析から』『滋賀医科大学雑誌』32（2), 1-7.
・河野雅資. （1997). 『患者－看護婦関係とロールプレイング』東京：日本看護協会出版
・INACSLスタンダード委員会（2016). 『INACSLベストプラクティススタンダード：シミュレーション』*Clinical Simulation in Nursing* 12, S16-S20
・Jeffries, P.R., Rodgers, B and Adamson, K. (2015). *NLN Jeffries Simulation Theory: Brief Narrative Description, Nursing Education Perspectives* 36 (5), 292-293.
・山本勝則, 守村洋, 河村奈美子. （2013). 「精神看護学におけるシミュレーション教育の概観と実践 — 精神看護学トライアルOSCEから構造化されたシミュレーション教育への移行」『札幌市立大学研究論文集』7（1) 53-59.

あとがき

　ここまでの学習から、患者 − 看護師の一つひとつのコミュニケーションを通して、患者と看護師がお互いに影響し合いながら関係が構築されていることについて考えられました。そして看護師として、患者に与える影響を考慮し、推察し、想像しつつ、看護過程の中でコミュニケーションを効果的に活用していくという役割の大切さと大きな看護の力をあらためて確認できたのではないでしょうか。

　平成 27 年から現在まで、こころのケアの実践家である臨床看護師の方々と事例検討会や学習会、抄読会を開催し、たくさんのことを学んできました。毎回、困難事例に関してエキスパートレベルにある看護師が集まり、みんなで悩みながら意見交換をしています。すっきりした答えも出ないまま、モヤモヤを参加者の皆さんと持ち帰ることもよくあります。私たちは、患者の置かれている状況を踏まえ、さまざまな側面からのアセスメントをすることによって患者を統合的に捉えようとしますが、それと同じくらい重要なこととして、『看護師の思いを患者にシンプルに伝えること』の重要性を参加者の皆があらためて確認するということもあります。患者の深くて多角的な理解と、その理解を伝えあうコミュニケーション技術のどちらもが非常に重要であることを、毎回学ばせてもらい、心にずっしりきます。このテキストに挙げたものは、私自身がまだまだ学び深めていかなければならないものばかりです。このテキストから、「こんな場面あるある」と看護師の小さな迷いを共有していただき、どうあったらよいのかどうチャレンジしていくのかを一緒に悩み続けて頂けたらと思います。

　コミュニケーションのスタイルは時代と共に、変化しているように感じられます。このテキストでは説明しきれなかったコミュニケーション技術もたくさんあります。ぜひ、今後も看護師の治療的コミュニケーションについて、皆さんと考えていきたいと思います。

　最後に、このテキストの作成は、私の周りの多くの方からの刺激を頂戴して考え悩む中で実現しました。学生や、大学院生、抄読会・学習会や事例検討会に参加してくださっている皆様、同僚の皆様に深く感謝いたします。

2021 年 3 月

Covid-19 の一日も早い終息を願いながら

編著者代表　河村奈美子

付　録

5 章の事例の解説

　一部の事例について解説やアセスメントの例をあげます。事例の展開は、自分の使いやすい様式や普段使用しているアセスメントシートなどを用いて展開しましょう。

1．(2) 鈴木さんのアセスメントの例

①問題がどこから来ているのか

　鈴木さんはお腹の調子が悪い事や、頭痛について訴えています。薬を飲むほどではないと話されていますが、気がかりな様子があります。現在は乳がんの手術の前段階としてがんを小さくする目的で化学療法を受けています。

②維持されている要因

　鈴木さんは、乳がんのステージⅢAであり手術の前段階としての化学療法中です。副作用は現れていませんが、がんについて、また手術について気がかりなことがあることが推察されます。

③現れている症状とその特徴について

　お腹の調子が悪い、また頭痛について、話していますが、今痛みが強くなっているというよりも少し前から現れているようです。看護師の触診や視診等からは異常が認められていません。

④今後の看護の方向性

　鈴木さんの腹痛や頭痛に関してアセスメントを継続する必要性があります。それと同時に、現在のがんについて、また将来手術を予定していることから、生活への影響や不安や心配、気がかりがあることについても推察されます。看護師は何か鈴木さんの気持ちに寄り添えていないと感じているのであれば、鈴木さんの思いを聴くことが援助の初めの段階になります。

2．(1) 瀬川さんに対する今後のケア、戦略的なコミュニケーションの例

Exercise 5-6：瀬川さんの統合アセスメントの例

①問題がどこから来ているのか

　瀬川さんは、ほぼ毎日続く発熱、状態が改善しないことへの不安や不満、怒り等の感情から、疲労倦怠感があると考えられます。また、発熱の原因も不明であることから悪化や再発・転移等の疾患への恐怖についても推察されます。

②維持されている要因

　体力や気力の減退から、食事摂取等の基本的なセルフケアを満たすことが出来ておらず、生理的欲求が満たされていない状態です。また、原因不明の発熱から、安全の欲求も脅かされている可能性があります。

③現れている症状とその特徴について

　医療者に対する不満や怒りの表現は、生理的欲求や、身体的・精神的な安全安楽を求めるニーズが十分に満たされていないことによるものと考えられます。

④今後の看護の方向性

　まずは、瀬川さんの生理的欲求や安全の欲求が満たせるように、また心身ともにつらい状態であることを考え、身体のケアを適切にまた確実に行うことが必要です。基本的ニードと環境整備、ケアを徹底し、瀬川さんの心地よい環境を作るようにすることが重要です（瀬川さんの好みや普段の活動パターンの観察を踏まえ、十分な休息を保てるように、必要と思うことを先回りをして行うように心がけることが重要です。身体のだるさを受け止めつつ、話さなくても良いような状況をつくること、沈黙も受け入れ、観察したことを伝えることで看護師の姿勢が瀬川さんに向いていることを伝えていきましょう）。

Exercise 5-7：今後のケアの方向性とコミュニケーションの方法の例
　　・本人を苦しめる一番のストレッサーである、発熱を改善する治療とケア
　　　（ストレッサーが軽減することで、自我機能が回復する）。そのために、発熱に伴う苦痛を最小限にするケア、安楽を促進する、清潔援助、環境整備等など、セルフケアを高める援助を積極的に行う。
　　・本人の感情表現の力を査定をしながら、必要時は、看護師が本人の代弁者となり、医師に治療についての意見交換ができるよう支援する。
　　・瀬川さんの精神状態・体調に応じたコミュニケーション
　　　（熱が出て苦しい時、静養をしている時、部屋に入る時そっとノックをして、入室し、声のトーン、音量に配慮して、介入する。このような配慮を丁寧に積み上げていくことで、自分が大切にされていると感じることができ、瀬川さんの自尊感情の低下を防ぐことへとつながる）
　　・受け持ち等の主たる担当者の機能の確認・強化
　　　日々の煩雑な業務の中で、受け持ち看護師だけでは、瀬川さんを支えることは困難であるため、チーム体制を強化する（感情をとにかく受け止める存在となり、安心して感情やニーズを表現できる環境をつくる。受け持ちなどが窓口となる機能があいまいである可能性があるため、機能を確認して窓口の一本化・整備すること）。

2.（2）園田さんの統合アセスメントの例

　園田さんは、現在は回復期にあり、退院に向け準備段段階にあります。退院して仕事をしたいという希望があると分かりました。これまでの生活からは、退院や退院後の生活に向けて自信が持てずにいることが推察され、自我の状態としては、自他の境界線は十分な厚みを持っていないと考えられます。セルフケアの意欲についても高いようには見えず、不明です。園田さんが退院に向けてどのような気持ちがあるのか、また退院につながる外泊のステップをどのようにイメージしているかについて、情報が不足しています。一緒に考えながら確認し、退院やその先の生活に向けた現段階の生活のスモールステップで明解な目標を可視化し、取り組みながら自信を持てるように支援が必要であると考えられます。

2.（3）田中さんの統合アセスメント例

　田中さんは何度も医師に薬の希望を伝えてきているので、おそらく医師もその希望を理解しているように思われます。結果としては田中さんの希望のように変更されていないために、少しずつ医療者に対しても、疑問を抱いている可能性について考えられます。事例では、自身の治療についてよく知りたいという田中さんの気持ちについて確認されました。この段階から、情報は少ないものの、田中さんのセルフケアのニーズも高いことが想定されます。どのように伝えているのかを確認しつつ、要望がアサーティブに伝えられるように支援する必要があります。医師と田中さんの考えが伝え合うことができるように環境を調整していくことが重要です。

　※感情的に田中さんに寄り添ってしまいすぎると、医師や医療者への猜疑心につながることもありますから、「共感」の姿勢を意識して、田中さんの思いの確認をしましょう。

2.（4）津田さんの統合アセスメントの例

　津田さんは、うつ病の治療を受け、現在は回復初期の時期であると考えられます。身体的には徐々に回復してきていますが、気分はまだ安定していない段階にあると考えられます。自我の状態についても、過小評価もみられ、現実吟味や柔軟性は十分ではないように考えられます。自他の境界線は薄くて脆い状態であるように考えられ、焦らず休息が必要であると考えられます。回復途中のため、今後も回復に伴い、できることが増える一方で思う様に回復していないと感じる不安定な時期になることもあると考えられます。そのため、その都度、ゆっくり話を聴く場を設定したり、回復過程であることについて説明し、津田さんが自分のペースで自分の気持ちについて考え表出できるように気持ちの表出を急かさないように受け止めることが重要です。

6章の事例の解説

　一部の事例について解説の例をあげます。事例の展開は、自分の使いやすい様式や学校などで使用しているアセスメントシートなどを用いて展開しましょう。

1．中村さんのアセスメントの例

　「統合失調症」とは、さまざまな情報を整理して思考や行動をひとつの方向に「統合」する能力が長期にわたって低下し、その経過中にある種の幻覚、妄想、極めてまとまりのない行動が見られる病態です。

　（上記の疾患の説明は、本書の場合の補足説明なのでアセスメントには含めない）

統合アセスメントの例

　入院直後の中村さんは、不安が強まり、緊張感や過敏性が極度に高まり、幻覚、妄想、興奮というような急性期に特徴的な症状が出現している状態から、統合失調症の急性期にあったと考えられます。

　入院から2か月経ち、現在は、薬物療法により入院時のような急性期からは脱して、ある程度

の怯えや恐怖感は減少しているようであり、「臨界期」にあると考えられます。いまだ身体知覚の不確かさ、幻聴などの症状は認められており、それにより食事の摂取量が不安定です。薬物療法は、クロザピンの内服であるため、副作用の管理が必要ですが、中村さんの知覚などから安全を保つ能力については、不十分であると考えられます。

【全体像】（中村さんの事例のみ例をつけます）

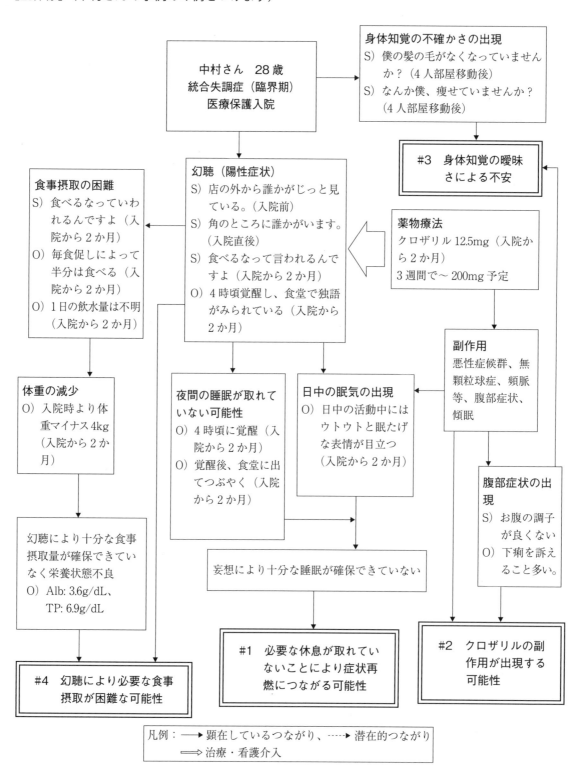

凡例：——▶ 顕在しているつながり、‥‥▶ 潜在的つながり
　　　⇒ 治療・看護介入

116

看護の方向性

この時期には、急に現実味が増す時期でもあり、自律神経系の働きが不安定になること（頭痛・めまい、血圧の上昇、発熱、腹痛、下痢）があります。

看護の方向性として、以下について支援が必要であると考えます。

①中村さんのペースの尊重と十分な休息の確保

②クロザピンの作用・副作用の観察

③症状による恐怖感や不安の軽減

④安全に治療を受けられる環境の確保（副作用の注意・疾患および治療についての捉え方や思いの確認）

⑤セルフケアの援助

⑥現在の精神状態の観察（精神症状のみではなく他者と関わる準備状態の把握）

⑦中村さんの今後の生活に対する見通しについて確認（持てていなければ、持てるための援助を優先して考える）

2. 西村さんのアセスメントと対応

アルコール使用障害とは、アルコールの摂取により様々な身体的問題や、うつ病、不眠などの精神的問題、家庭や社会関係の支障をきたしていても、アルコールへの渇望が強く、やめることができない病態です（DSM-IVではアルコール依存症とされていました）。

入院時や入院後2, 3週間はアルコールの離脱期にあるため、アルコール摂取を止めて数時間後からの離脱症状（不安、イライラ、抑うつ気分、発汗、ふるえ、けいれん発作、意識混濁、幻視や幻覚、妄想などの精神症状）、数日後には振戦、興奮なども出現することを想定し、身体の安全の確保や、他の患者とのトラブルにも注意が必要です。また、アルコール摂取に伴う脱水症状、ビタミン欠乏症状もみられ身体症状や栄養障害に伴う中枢神経障害や脳症の有無などのアセスメントは重要です。

（上記の疾患の説明は、本書の場合の補足説明なのでアセスメントには含めない）

統合アセスメントの例

西村さんは、入院後2週目からアルコール集団療法に参加しています。4週目の参加までは、「自分は他の患者とは異なり、アルコール依存症とまで深刻なものではない」という認識をしていることが分かりアルコール使用障害について否認をしています。しかし、5週目のAA出席のあたりから、他の患者の体験を聴いたうえで、大変そうであるということを受け止めており、アルコール使用障害について、受け入れ始めている段階にあると考えられます。また、看護師に相談したいという要求も見られています。

西村さんの自我の状態は、薄くもろい部分があることが推察され、これまでは、その不安定さを補強するかのように飲酒という、逃避のような対処をしてきていると考えられます。自己評価も低い可能性があります。アルコールによる生活への影響はさまざまあり、自分の感情や家族の感情や思いに向き合う作業は簡単ではないかもしれませんが、今後想定される感情に、西村さんが向き合うことを支える援助が必要です。

（以下アセスメントに含める必要はないが、参考の説明）

　治療が進むにつれ、アルコール集団療法参加後に飲酒について考える様子があったりと、揺れ動く心理を経験しながら西村さん自身が自己洞察を進めていく過程が想定されます。また回復過程は一進一退のため、西村さん一人で病気に立ち向かうのではなく、長女などのキーパーソンの協力も必要です。

　夫との別居が西村さんのアルコールの影響があるとすれば、将来的には夫との話し合いも想定されます。子どもや夫がこれまでの西村さんの飲酒時の行動や言動により傷つき、疲弊してきた可能性も考えられます。西村さんの回復過程やその支援についてサポート資源となる人々への適切な情報の提供や、不安の軽減も視野に入れ、今の西村さんに対する支援を考えましょう。

看護の方向性

　西村さんは、アルコール使用障害について否認から受入れるという過程にあります。それと同時に、受け入れることにより、これまでのアルコールによる生活への影響による人間関係や生活や家庭への影響についても、振り返られ、不安や苛立ちを経験する可能性もあり、揺れ動く感情について理解を示し、自己洞察を見守り、支援していく援助が必要であると考えられます。

　看護の方向性として、以下について支援が必要であると考えます。

①西村さんの十分な休息の確保（身体症状の対応）

②自己洞察による不安や苛立ちに対する理解と対応

③安全に治療を受けられる環境の確保、ペースの尊重（考えるための静かな環境を求める場合があるので対応する）

④セルフケアの援助（必要時）

⑤精神状態の観察（精神症状のみではなく他者と関わる準備状態の把握）

⑥アルコール使用障害の理解を高める（アルコール集団療法の参加の支援・付き添う等）今後の生活における断酒の維持について話し合う

⑦西村さんの今後の生活に対する見通しについて確認（もてていなければ、持てるための援助を優先して考える）

3. 沼田さんのアセスメントと対応

　うつ病とは、抑うつ気分、興味と喜びの喪失、気力の減退、思考力の減退、罪責感と無価値観、運動抑制、睡眠障害、希死念慮などの様々な精神症状が見られる病態です。回復過程のどの時期にも自殺のリスクがあり、自殺をほのめかす言動の有無にかかわらず、希死念慮があることを想定して関わることが重要です。また、自己評価と自信も低下しており、ものごとを悲観的にとらえる傾向が特徴的です。

　（上記の疾患の説明は、本書の場合の補足説明なのでアセスメントには含めない）

統合アセスメントの例

　沼田さんは、入院から20日経った現在の精神状態としては、回復の初期段階にあり、抑うつ感が強い状態であると考えられます。身体的には徐々に回復し活動が可能になってきています。自我構造の自他の境界線は薄くてもろい可能性が考えられます。入院により、薬物療法、精神療法の効

果により気力の回復がみられる一方で、消えてしまいたいという発言もあり、希死念慮についても注意が重要です。また、活動と気分の回復ペースが一致しないことにより、より焦りや落ち込みが出てくることも考えられます。引き続き休息が必要な時期であるため、安全な療養環境の提供（保護膜となる）や、セルフケアの支援が必要であると考えます。

看護の方向性

　沼田さんは回復初期の段階であるため、十分に休息が出来るようセルフケア不足への援助と、安全な環境の提供が必要であると考えます。
　看護の方向性として、以下について支援が必要であると考えます。
①沼田さんの十分な休息の確保
②安全に治療を受けられる環境の確保、ペースの尊重（静かな環境の提供）
③セルフケアの援助
④精神状態と活動状況の観察（日中の過ごし方や他者との交流の様子）
⑤相談しやすい環境をつくる（希死念慮や回復の実感など療養生活で気になることを話せるように）

4．根本さんのアセスメントと対応

統合アセスメントの例

　根本さんは統合失調症の回復期にあります。自我構造において自他の境界線は、はっきりとしつつあります。セルフケアが行えている側面も多いのですが、おやつの量や身だしなみ、部屋の片づけ等の清潔保持、生活リズムやストレスマネジメントに関しては、課題があります。これまで長く続いてこなかった仕事等の背景からも、退院後の生活をどのように考えているかは情報不足です。そのため、疾病の管理について学びながら、ストレスマネジメント、日中に活動できるように生活リズムを整えていくこと、おやつの量の見直しなど、退院後の生活に合わせて整えていくことが重要になります。しかし、今後の生活に関しての希望は具体的になっていない可能性もあります。まずは、どのような生活を送りたいかを共に考え、目標を共有し、スモールステップで目標を設定していくことが必要です。そのうえで課題になることについて、取り組む必要があると考えられます。

看護の方向性

　根本さんは回復期にあり、退院の準備段階にあるが、今後の目標が明確になっていない可能性があります。セルフケアの支援をしつつ、今後の目標を明確化しそれに向けて生活を近づけていけるよう支援します。
　看護の方向性として、以下について支援が必要であると考えます。
①根本さんの疾患に関する受け止め方の確認
②疾病の理解と治療の理解（根本さんの理解に関連づけながら）
③セルフケアの援助（身だしなみや部屋の掃除等）
④活動と休息のバランスとリズムを整える（活動量と活動リズムを見直す・考える）
⑤どのような生活を送りたいかをイメージできるように支援する
⑥相談しやすい環境をつくる

アセスメントシート

項目	捉えたい内容
現在の状態に影響している疾患とその特徴	
疾患の経過の中における時期	
患者の状態（感情・気分・身体）	
自我の状態（図や文章）	

全体像を把握しましょう。（別途 A4 サイズ以上の用紙に描く。）

and / or

統合アセスメントを書いてみましょう。

120

著者リスト

編著者　河村奈美子・星　美和子

第1章　河村奈美子（滋賀医科大学 医学部 看護学科・教授）
　　　　星　美和子（福岡女学院看護大学・教授）

第2章　河村奈美子
　　　　星　美和子

第3章　星　美和子

第4章　河村奈美子

第5章　坂本　真優（滋賀医科大学 医学部 看護学科・助教）
　　　　河野　修（雄仁会 加藤病院・看護師長、精神科専門看護師）
　　　　河村奈美子
　　　　星　美和子

第6章　岩本　祐一（大分大学 医学部 看護学科・講師）
　　　　坂本　真優
　　　　尾関　祐二（滋賀医科大学 医学部 医学科・教授）
　　　　河村奈美子

■編著者紹介

河村　奈美子（かわむら・なみこ）

（国立大学法人 滋賀医科大学医学部看護学科　教授）
1997 年　北海道医療大学看護福祉学部看護学科卒業、学士（看護学）
2000 年　札幌医科大学大学院保健医療学研究科看護学専攻 地域精神看護学領域 修了、修士（看護学）
2010 年　奈良女子大学大学院人間文化研究科博士後期課程 社会生活環境学専攻 修了、博士（学術）
北海道医療大学卒業後・修士課程修了後、札幌医科大学附属病院にて看護師として勤務。
旭川医科大学・札幌市立大学にて助手、助教、大分大学にて准教授、教授を経て 2019 年より現職

星　美和子（ほし・みわこ）

（福岡女学院看護大学看護学部看護学科　教授）
1990　天使女子短期大学衛生看護学科卒業（準学士）
2001　Grand Canyon University Samaritan College of Nursing (USA) 卒業、BSN
2008　University of Arizona College of Nursing (USA) PhD. Program 卒業、Ph.D in nursing
天使女子短期大学卒業後、天使病院、札幌南一条病院にて看護師として勤務。
University of Arizona にて Research Associate、札幌市立大学にて講師、長崎大学にて准教授を経て 2015 年より現職

看護の治療的コミュニケーションと心のケア
― 実践力を高めるワークブック ―

2021 年 4 月 20 日　初版第 1 刷発行

■編 著 者──河村奈美子・星　美和子
■発 行 者──佐藤　守
■発 行 所──株式会社 大学教育出版
　　　　　　　〒 700-0953　岡山市南区西市 855-4
　　　　　　　電話(086)244-1268㈹　FAX(086)246-0294
■印刷製本──モリモト印刷㈱
■Ｄ Ｔ Ｐ──林　雅子

ISBN978-4-86692-119-8